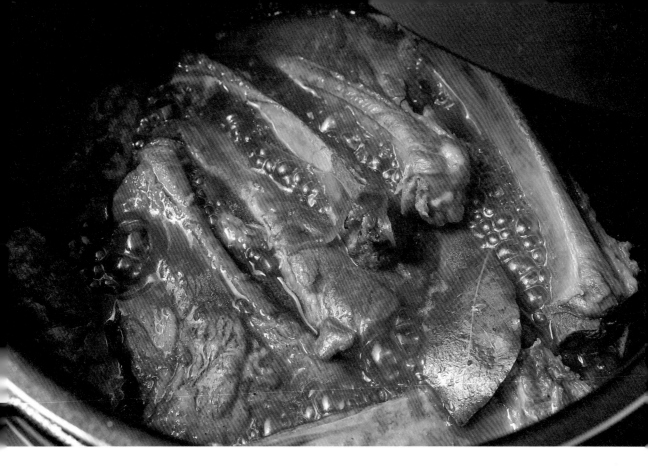

ほったらかしでもごちそうが完成!

糖質オフの
電気圧力鍋レシピ

岩﨑啓子 著

\ 簡単調理! /

ナツメ社

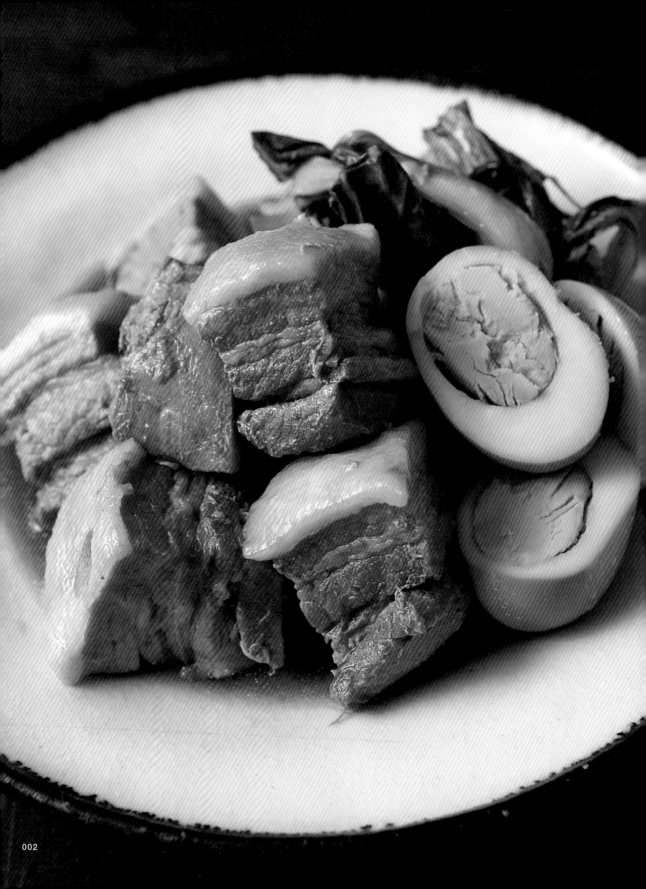

糖質オフだから
おいしいものを
たっぷり食べても
大丈夫！

とにかくおいしいものを食べたり、飲んだりするのが大好き。家でもおいしい料理を作って食事を楽しみたい！そんな食いしん坊の人も、年齢を重ねるごとに、お腹が出てきた、健康診断で引っかかった、思うように体重が減らない…など、健康のことも気になっていませんか？そんな人におすすめなのが、糖質オフダイエット。主食やいもなどの糖質の高い食材や調味料をカットすれば、おいしいものも食べられるから、カロリー制限のように食べる量をガマンする必要はありません！　本書のレシピはどれも低糖質の料理ばかりだから大丈夫！

肉と魚も
おいしく食べて
いいんです！

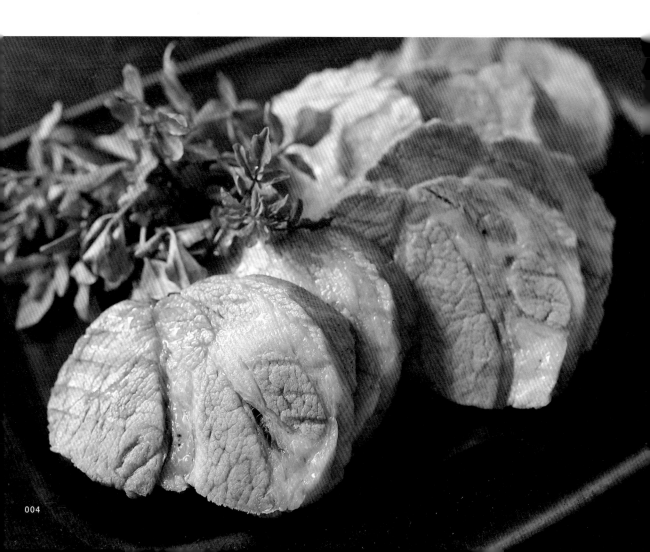

ダイエットをするとき、すぐに頭に浮かぶのがカロリーを制限すること。肉や魚はなるべく避けて、野菜やこんにゃく、海藻、きのこを食べてカロリーを制限すればやせられる、と思っていませんか？　確かに体重は減りますが、同時に筋肉も落ちてしまうので要注意。健康的にやせるためには、たんぱく質がとても重要で、筋肉を落とさず、リバウンドも防げます。その点、糖質オフダイエットなら、肉や魚介類もおいしく食べていいんです！　ダイエット中は食べられないと思いがちなローストポークやステーキ、魚の煮物なども、安心して食べられます。

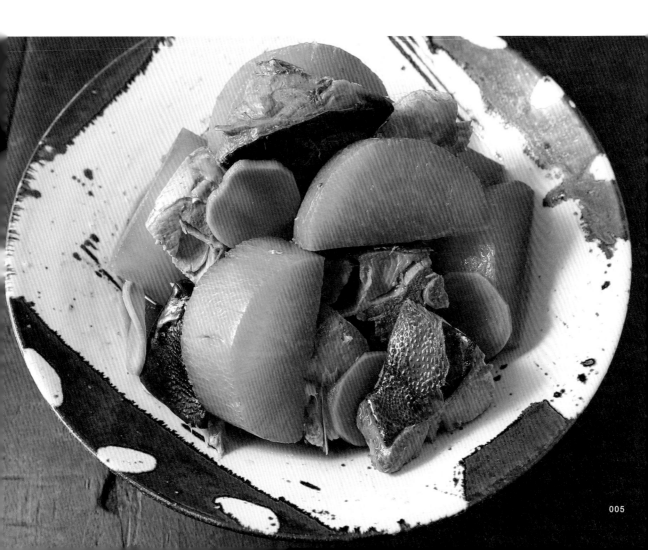

電気圧力鍋なら
材料を入れて
スイッチオン！で

低糖質の肉や魚のおかずを作って、食べながらやせる糖質オフダイエット。ごはんやパン、パスタなどの糖質をカットする分、満足感が薄らいでしまったり、物足りなさを感じることも。そこでおすすめなのが、電気圧力鍋。材料を入れてスイッチオン！ するだけで、あとはほったらかしでOK！ 大きいかたまり肉や魚もとろとろにやわらかく、旨味たっぷりの極上のおいしさに仕上げてくれます。糖質オフなのに、このおいしさを実現できるのは、電気圧力鍋だからこそ。おいしく食べて、無理のないダイエットを、今日からはじめてみませんか？

\ あとはほったらかしでOK！ /

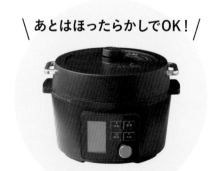

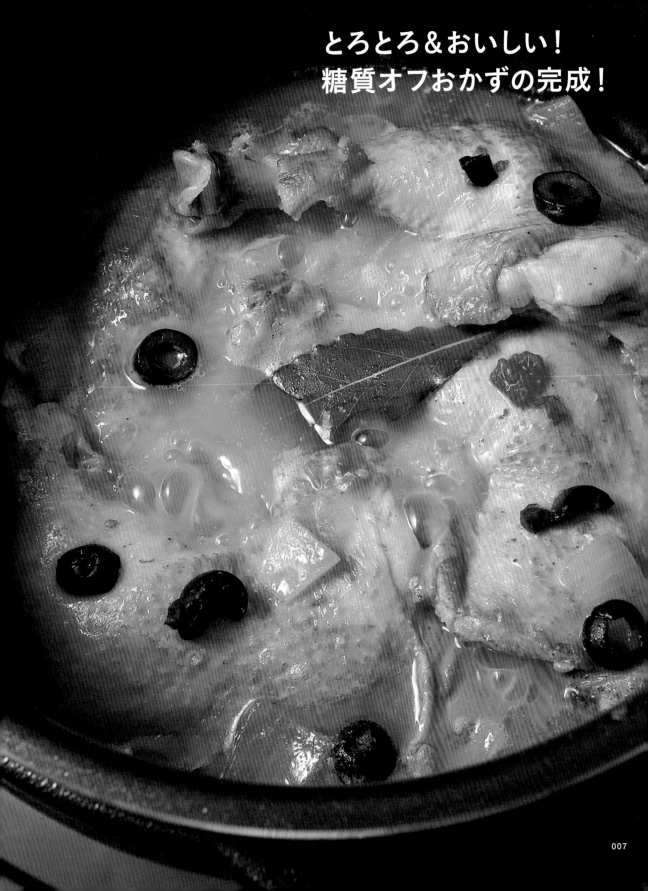

とろとろ&おいしい！
糖質オフおかずの完成！

たっぷり食べても糖質オフなら

圧力鍋は、短時間でおいしい料理が作れる鍋として人気です。

その一方で、料理の途中で中の様子が見れなくて心配…。

一度火にかけてしまうと、なかなかそばを離れられない…。

火力の調整が難しそうだから、爆発しそうで怖い…など、

挑戦してみたいけど難しそうと思っている方も多いかもしれません。

そこでおすすめなのが、電気圧力鍋。

電気圧力鍋はレシピ通りに用意して、

スイッチを入れれば、火加減の心配もありません。

調理中に目を離しても大丈夫。

ほったらかしでも、簡単においしい料理が完成します。

また、本書で紹介しているレシピは、

どれも低糖質で、たっぷり食べてもヘルシーな料理ばかり。

糖質オフダイエットに、電気圧力鍋の調理はまさにピッタリだと思います。

とにかくおいしい料理を食べるのが好きな人、

忙しくても食に興味のある人はもちろんですが、

最近太ってしまい、健康診断で引っかかってしまった人、

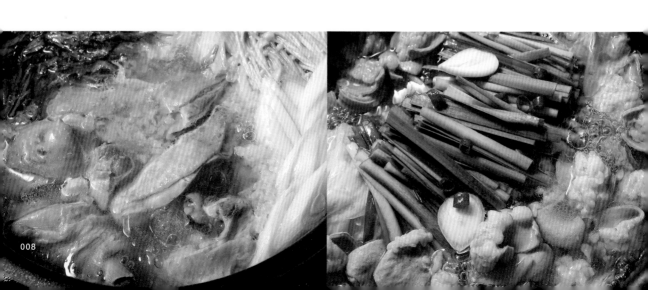

安心・おいしい・太らない！

ヘルシー志向でもたっぷり食べたい人、筋トレ中の人は、
ぜひ電気圧力鍋を使って、この本で紹介している料理を作り、
おいしく食べてもらいたいと思います。
とろとろのやわらかい肉、素材の旨味が出た野菜、
中までしっかり染み込んだ大根など、
電気圧力鍋を使えば、おいしい料理が簡単にできるので、
満足してもらえると思います。
また、素材の旨味や甘みを引き出してくれるので、
糖質オフダイエット時にNGとされる調味料も少量ですむのもうれしいところ。
カロリー制限のダイエットは、食事の量を減らしたり、
食べるものも制限されるので、食事自体を楽しむことができず、
体調を悪くしたり、精神的にもつらくなりがち。
また、やせたとしてもリバウンドしやすいものです。
その点、糖質オフダイエットなら、低糖質の料理をたっぷり食べ、
しっかり動けば、きれいに健康を保ちつつ、ダイエットすることができます。
リバウンドのない体重管理で、健康的な生活に役立てていただければ幸いです。

岩﨑啓子

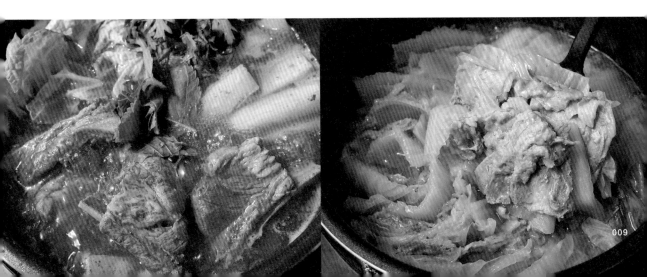

CONTENTS

002 糖質オフだから
　　おいしいものをたっぷり食べても大丈夫！
004 肉と魚もおいしく食べていいんです！
006 電気圧力鍋なら材料を入れてスイッチオン！で
008 たっぷり食べても糖質オフなら
　　安心・おいしい・太らない！
012 この本の使い方

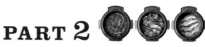

PART 1
絶対食べたい！
肉の糖質オフおかず

[鶏肉のおかず]
014 ❶チキンシチュー
016 ❷鶏肉のワインビネガー煮
018 ❸手羽先とたけのこ、干ししいたけの中華煮
020 ❹チキンカレー
022 ❺鶏肉のソーセージ風
024 ❻砂肝のスパイシーオイル蒸し

[豚肉のおかず]
026 ❶チャーシュー
028 ❷ポットロースト
030 ❸豚の角煮
032 ❹スペアリブの黒ビール煮

[牛肉のおかず]
034 ビーフシチュー

[ひき肉のおかず]
036 ❶煮込みハンバーグ
038 ❷ピーマンの肉詰め煮
039 ❸ドルマ風ピーマンの肉詰め
040 ❹チリコンカン
042 ❺獅子頭（シーズートウ）
044 ❻キャベツ焼売（シューマイ）

COLUMN 1
046 糖質オフダイエット時の主食のこと

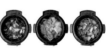

PART 2
絶対食べたい！
魚介の糖質オフおかず

[さばのおかず]
048 ❶さばのみそ煮
050 ❷さばのトマト煮
051 ❸さばのエスニック風煮

[ぶりのおかず]
052 ❶ぶり大根
054 ❷ぶりのスープカレー

[あじのおかず]
056 ❶あじのアクアパッツァ
058 ❷あじのピリ辛ザーサイしょうゆ煮

[いわしのおかず]
060 ❶いわしの梅茶煮
062 ❷いわしのレモンオイル煮

[いか・たこのおかず]
064 ❶いかのけんちん詰め煮
066 ❷たこのやわらか煮

COLUMN 2
068 糖質オフのタレ＆ソース①
　　アボカドタルタル／エスニックダレ

PART 3
絶対食べたい！
野菜の糖質オフおかず

[野菜の具だくさんおかず]
070 ❶ラタトゥイユ
072 ❷ポトフ
074 ❸ボルシチ風スープ
076 ❹ごろごろけんちん汁

[野菜のシンプルおかず]
078 ❶マーボー大根
080 ❷白菜のクリーム煮
082 ❸大根のねぎ塩煮
083 ❹白菜と蒸しほたての煮物
084 ❺なすの丸煮
086 ❻手羽中と冬瓜のエスニック風煮

COLUMN 3
088 糖質オフのタレ&ソース ②
　　　バジルソース／きのこしょうゆソース／
　　　梅みそダレ

PART 4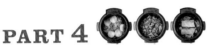
まとめて作ってアレンジ！
肉&魚の作りおきおかず

090 ❶塩豚
食べ方アレンジ
091 ①塩豚の葉っぱ包み
092 ②塩豚とズッキーニのレモン炒め
093 ③塩豚とかぶのからし酢和え／
　　　④塩豚のごまダレサラダ

094 ❷牛すじ煮
食べ方アレンジ
095 ①牛すじおでん
096 ②牛すじ煮込み
097 ③牛すじスープ／
　　　④牛すじと万能ねぎの四川中華和え

098 ❸コンビーフ
食べ方アレンジ
099 ①コンビーフスープ
100 ②コンビーフと紫玉ねぎの
　　　粒マスタード和え
101 ③コンビーフとセロリのきんぴら／
　　　④和風ユッケ

[魚の作りおきおかず]
102 ツナ
食べ方アレンジ
103 ①ツナともやしのねぎオイル和え
104 ②ツナやっこ
105 ③ツナとアボカド、
　　　水菜のエスニックサラダ／
　　　④ツナのピリ辛炒め レタス包み

[乾物の常備菜]
106 ❶刻み昆布としらたきのたらこ煮
107 ❷切り干し大根と豚肉の炒め煮
108 ❸ひじきとあさり、油揚げのしょうが煮
109 ❹じゃことこんにゃくの有馬煮

COLUMN 4
110 鍋をさらにおいしく食べる！
　　　糖質オフのポン酢バリエ
　　　洋風ポン酢／中華風ポン酢

PART 5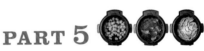
たっぷり作って食べたい
糖質オフの鍋&〆レシピ

112 ❶水炊き
[〆の一品]高野豆腐の卵雑炊
114 ❷もつ鍋
[〆の一品]もやし麺
116 ❸カムジャタン風鍋
[〆の一品]おからのピリ辛雑炊風
118 ❹ミルフィーユ鍋
[〆の一品]ごま豆乳しらたき

120 糖質オフの基本
122 電気圧力鍋の基本の使い方
124 メーカー別電気圧力鍋の特徴&使い方比較表
126 食材別さくいん

この本の使い方

[糖質量とエネルギー]

栄養価は1人分です。糖質量とエネルギーが一目でわかるように表示しています。

[調理時間]

切るなどの下ごしらえを除く、電気圧力鍋に設定する「加圧時間」と自動的に設定される「昇温時間」「減圧時間」の合計を「調理時間」としています。

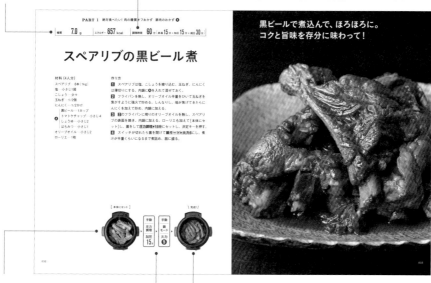

PART 1 絶対食べたい! 肉の糖質オフおかず 牛肉のおかず

| 糖質 | 7.0 g | エネルギー | 657 kcal | 調理時間 | 60 分 | 昇温 15 分 + 加圧 15 分 + 減圧 30 分 |

スペアリブの黒ビール煮

黒ビールで煮込んで、ほろほろに。
コクと旨味を存分に味わって!

材料（4人分）
スペアリブ 8本（1kg）
塩 小さじ1杯
こしょう 少々
玉ねぎ 1/2個
にんにく 1/2かけ
黒ビール 1カップ
トマトケチャップ 小さじ4
しょうゆ 小さじ2
はちみつ 小さじ1
オリーブオイル 小さじ2
ローリエ 1枚

作り方
① スペアリブは塩、こしょうを擦り込む。玉ねぎ、にんにくは薄切りにする。内鍋にⒶを入れて混ぜておく。
② フライパンを熱し、オリーブオイルをひいて玉ねぎを焦がさように強火で炒める。しんなりし、端が焦げてきたらにんにくを加えて炒め、内鍋に加える。
③ ②のフライパンに残りのオリーブオイルを熱し、スペアリブの表面を焼き、内鍋に加える。ローリエを加えて[本体にセット]し、手動で圧力調理・15分にセットし、決定キーを押す。
④ スイッチが切れたら蓋を開けて鍋モード火力⑤にし、煮汁が半量くらいになるまで煮詰め、器に盛る。

[本体にセット]

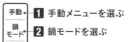

| 手動 圧力調理 加圧 15分 | 手動 鍋モード 火力 ⑤ |

[完成!]

[本体にセット]

加圧前の内鍋を本体にセットした状態が確認できます。

[完成!]

加圧後に仕上げをして完成させた状態が確認できます。

内鍋を本体にセットした後の設定方法をわかりやすく表示!

[手動メニューで圧力調理をするとき]

電気圧力鍋に本体をセットした後の基本の設定方法をおぼえましょう。

手動 ▸ **１** 手動メニューを選ぶ
圧力調理 ▸ **２** 圧力調理を選ぶ
加圧 15分 ↓ OPEN ▸ **３** 加圧時間をセットする ▶ 決定キーを押す
OPENとは、圧力調理が終わった直後に、空気を抜いて蓋を開けることです。正しい作業順序は必ず取扱説明書を確認してください。

[手動メニューの鍋モードを使うとき]

蓋をはずしたまま、炒める、煮詰めるなどの調理ができる機能もよく使います。

手動 ▸ **１** 手動メニューを選ぶ
鍋モード ▸ **２** 鍋モードを選ぶ
火力 ⑤ ▸ **３** 火力を選ぶ
火力は強火の5を使用しています。

●本書ではアイリスオーヤマの「電気圧力鍋4.0L KPC-MA4-B」を使用しています。他のメーカーの電気圧力鍋の場合は、設定方法や機能の名称、パーツの扱い方、圧力の違いによる調理時間が異なることがありますので、取扱説明書をよく読んでから使用してください。P124に代表的な電気圧力鍋の比較表を入れているので、そちらを参考にしてください。
●本書のレシピは、手動メニューの「圧力調理」と「鍋モード」を使っています。
●材料は4人分を基本としています。作りおきおかずやそのアレンジなど、レシピによっては作りやすい分量、または2人分の場合もあるので、各材料欄をご参照ください。

●計量単位は大さじ1＝15㎖、小さじ1＝5㎖、1カップ＝200㎖です。
●「少々」は小さじ1/6未満を、「適量」はちょうどよい量を入れること、「適宜」は好みで必要があれば入れることを示します。
●野菜類は特に記載のない場合、皮をむくなどの下処理を済ませてからの手順を説明しています。
●電子レンジは600Wを基本としています。500Wの場合は加熱時間を1.2倍にしてください。機種によって加熱時間に差があることがあるので、様子を見ながら加減してください。
●保存期間は目安の期間です。季節や保存状態によって、保存期間に差がでるので、できるだけ早く食べ切りましょう。

PART 1

絶対食べたい！
肉 の
糖質オフおかず

糖質が低い肉のおかずは、満足感もあり、
糖質オフダイエットには欠かせません。
かたまり肉がほろっとやわかく仕上がるのは
電気圧力鍋ならでは。ダイエット中とは
思えないおいしいおかずをご紹介します。

| 糖質 **4.8** g | エネルギー **578** kcal | 調理時間 **48** 分（昇温 **15** 分＋加圧 **3** 分＋減圧 **30** 分） |

チキンシチュー

材料 (4人分)

鶏むね肉…2枚
Ⓐ 塩…小さじ1/3
　 こしょう…少々
ペコロス…8個
マッシュルーム…12個
カリフラワー…200g
バター…大さじ1
水…1と3/4カップ
コンソメスープの素（顆粒）
　…小さじ1
ローリエ…1枚
生クリーム…3/4カップ
卵黄…1個
レモン汁…大さじ1
塩…小さじ1/2
こしょう…少々

作り方

1 鶏肉は1枚を6等分に切り、Ⓐをふる。ペコロスはぬるま湯につけて皮をむき、上下を切り落とす。マッシュルームは石づきを取り除き、カリフラワーは小房に分ける。

2 内鍋を［本体にセット］し、鍋モード▶火力5で熱してバターを溶かし、鶏肉を入れて両面焼き（色はつかない）、ペコロス、マッシュルーム、カリフラワーを加えて炒める。水、コンソメスープの素、ローリエを加えてスイッチを切る。蓋をして圧力調理▶3分にセットし、決定キーを押す。

3 スイッチが切れたら蓋を開け、鍋モード▶火力5にして煮立て、生クリームを加えて再度煮立ったら、溶いた卵黄を回し入れる。レモン汁、塩、こしょうで味をととのえ、器に盛る。

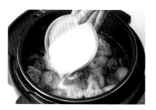

生クリームは最初から入れずに、仕上げに加え、ひと煮立ちさせる程度に加熱しましょう。

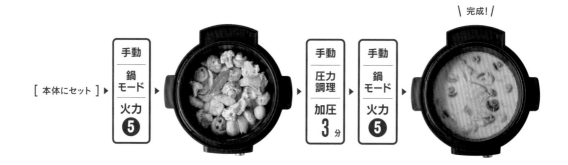

\ 完成! /

［ 本体にセット ］▶ 手動 / 鍋モード / 火力 ❺ ▶ ▶ 手動 / 圧力調理 / 加圧 **3** 分 ▶ 手動 / 鍋モード / 火力 ❺ ▶

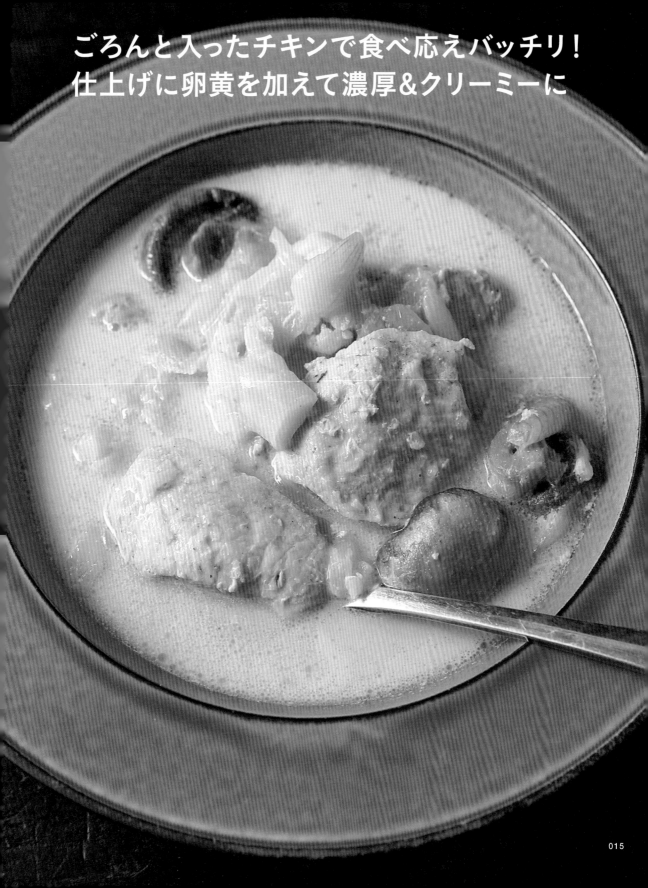

ごろんと入ったチキンで食べ応えバッチリ！
仕上げに卵黄を加えて濃厚＆クリーミーに

| 糖質 **3.0** g | エネルギー **565** kcal | 調理時間 **53**分（昇温**15**分 + 加圧**8**分 + 減圧**30**分） |

鶏肉の
ワインビネガー煮

材料 (4人分)

鶏もも骨つき肉…4本
Ⓐ 塩…小さじ1
　　こしょう…少々
玉ねぎ…1/2個
トマト…1/2個
オリーブオイル…小さじ2
にんにく(薄切り)…2枚
水…1/2カップ
白ワインビネガー…1/4カップ
ブラックオリーブ(輪切り)…20g
ローリエ…1枚
バター…20g
塩・こしょう…各少々

作り方

1 鶏肉は**Ⓐ**を擦り込む。玉ねぎ、トマトは1.5cm角に切る。

2 フライパンを熱してオリーブオイルを入れ、鶏肉を加えて両面をきつね色に焼き、内鍋に移す。

3 **2**のフライパンで玉ねぎ、にんにくをさっと炒め、水、白ワインビネガーを加えて煮立ったら、**2**の内鍋に加える。

4 **3**にトマト、オリーブ、ローリエを加えて[本体にセット]する。蓋をして 圧力調理▶8分 にセットし、決定キーを押す。

5 スイッチが切れたら蓋を開けて 鍋モード▶火力5 にし、煮立てる。煮汁が半量くらいに減ったら、バターを加えて溶かし、塩、こしょうで味をととのえ、器に盛る。

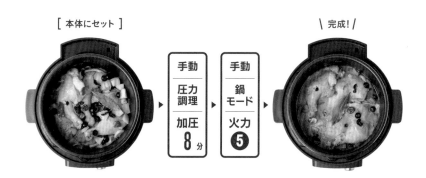

[本体にセット]　　手動 圧力調理 加圧 **8**分　▶　手動 鍋モード 火力 **❺**　　\ 完成! /

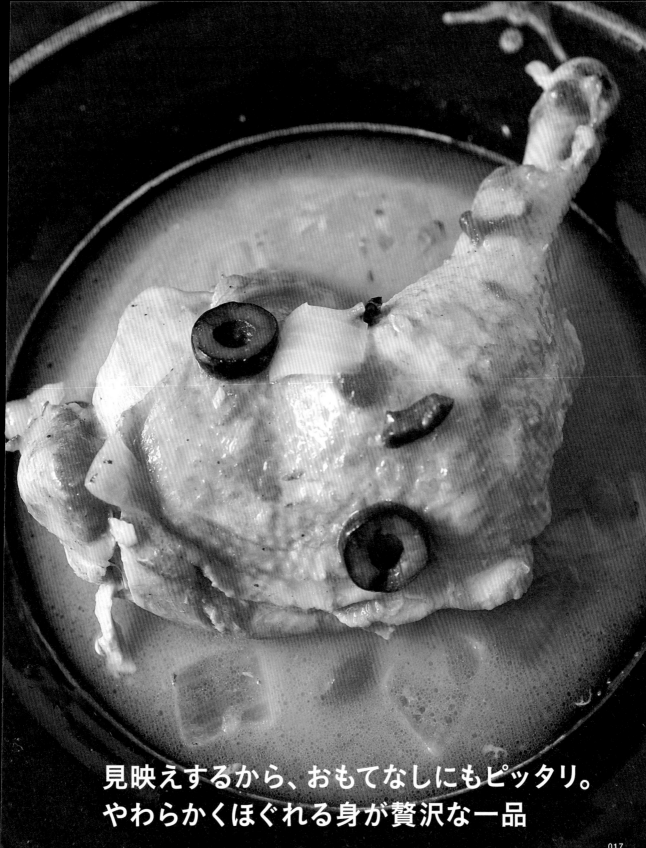

見映えするから、おもてなしにもピッタリ。
やわらかくほぐれる身が贅沢な一品

| 糖質 **3.9** g | エネルギー **277** kcal | 調理時間 **49** 分（昇温 **15** 分 + 加圧 **4** 分 + 減圧 **30** 分） |

手羽先とたけのこ、干ししいたけの中華煮

材料 (4人分)

鶏手羽先…12本
たけのこ (水煮)…1個 (120g)
干ししいたけ…4枚
長ねぎ…1/4本
しょうが…1/2かけ

Ⓐ
　ごま油…小さじ2
　オイスターソース…小さじ1
　しょうゆ…大さじ2弱
　酒…大さじ2
　砂糖…小さじ1
　水…1/2カップ
　こしょう…少々

作り方

1 たけのこは半分に切り、ゆでて酸味を取り、根元は半月切り、穂先はくし形切りにする。干ししいたけは切れるくらいのかたさで水で戻し、半分に切る。長ねぎは斜め切りにし、しょうがは薄切りにする。

2 内鍋にⒶを入れて混ぜ、**1**を加えて[本体にセット]する。蓋をして圧力調理▶4分にセットし、決定キーを押す。

3 スイッチが切れたら蓋を開けて鍋モード▶火力5にする。煮立ったら2〜3分煮て、器に盛る。

[本体にセット]　　　　　　　　　　　　　　＼ 完成! ／

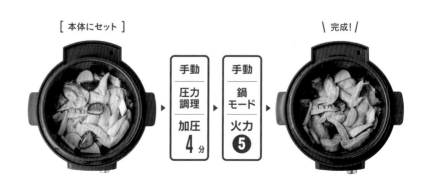

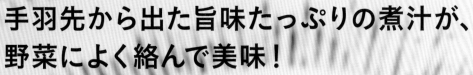
手羽先から出た旨味たっぷりの煮汁が、
野菜によく絡んで美味!

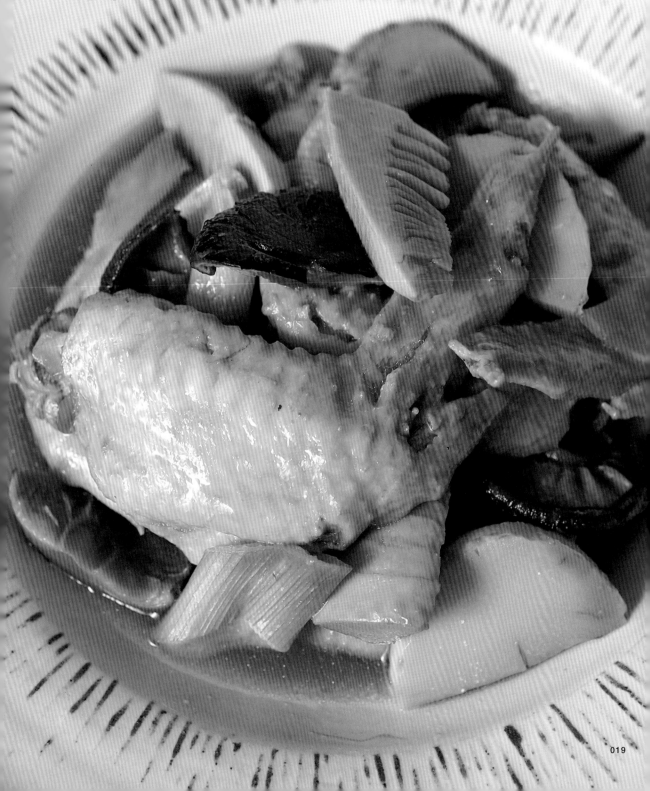

糖質 **8.2** g	エネルギー **405** kcal	調理時間 **50** 分 (昇温 **15** 分 + 加圧 **5** 分 + 減圧 **30** 分)

チキンカレー

材料 (4人分)

鶏手羽元…12本

Ⓐ
- 塩…小さじ1
- こしょう…少々
- カレー粉…大さじ1/2

にんにく・しょうが…各1かけ

玉ねぎ… 1個

バター…大さじ2

Ⓑ
- カレー粉…大さじ3
- 赤唐辛子…1本
- クミン・コリアンダー (各ホール) …各小さじ1/2
- クローブ…2本
- シナモン…1/2本
- ローリエ…1枚

トマト缶…200g

アーモンドミルク (無糖) …2カップ

塩…小さじ1/2

しし唐辛子…12本

生クリーム…1/4カップ

アーモンド (ロースト／無塩) …12粒

作り方

1　手羽元は混ぜ合わせたⒶを全体にまぶす。にんにく、しょうが、玉ねぎはみじん切りにする。

2　フライパンを熱してバターを溶かし、玉ねぎを加えて強火で炒める。玉ねぎの端が少し焦げたら弱火にし、きつね色になるまで炒める。にんにく、しょうがを加えてさらに炒め、Ⓑを加えてさっと炒めて内鍋に移す。

3　**2**にアーモンドミルク、トマト缶を加えて混ぜたら、塩、**1**の手羽元を加えて[本体にセット]する。蓋をして圧力調理▶5分にセットし、決定キーを押す。

4　スイッチが切れたら蓋を開けて鍋モード▶火力5にする。煮立ったらヘタを切り落としたしし唐辛子、生クリームを加えて2〜3分煮る。

5　器に**4**を盛り、砕いたアーモンドを散らす。

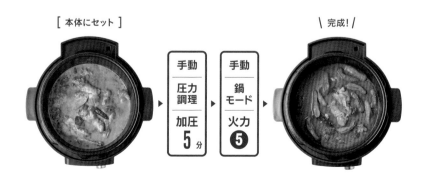

[本体にセット]　　　　　手動 圧力調理 加圧 **5**分　▶　手動 鍋モード 火力 **❺**　　　＼ 完成! ／

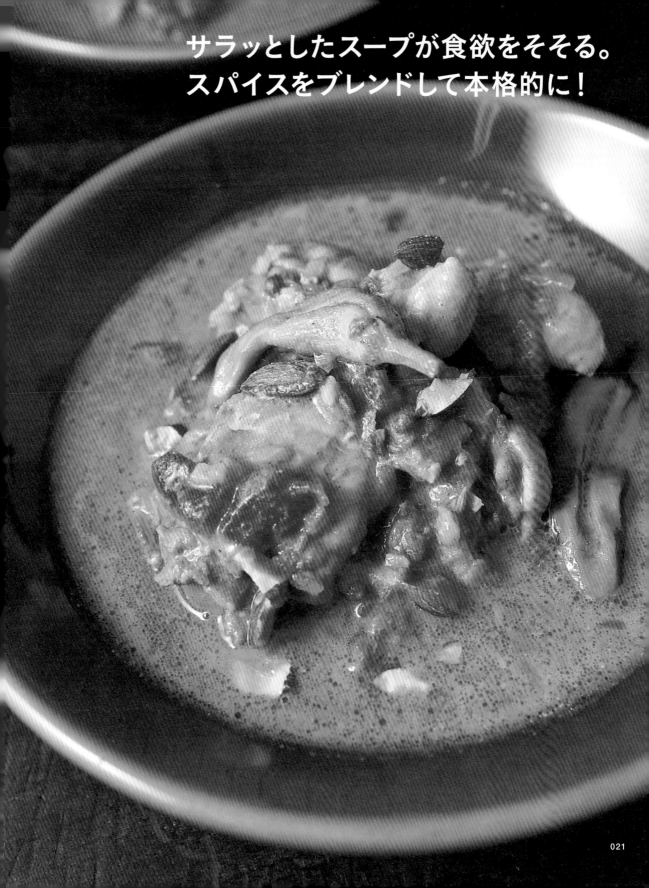

サラッとしたスープが食欲をそそる。
スパイスをブレンドして本格的に！

糖質	**3.6** g	エネルギー	**366** kcal	調理時間	**51** 分（昇温**15**分＋加圧**6**分＋減圧**30**分）

鶏肉のソーセージ風

材料 (4人分)

鶏むね肉…2枚

Ⓐ 塩…小さじ1/2
砂糖…小さじ1/2
こしょう…少々

パプリカ… 30g

ブラックオリーブ（輪切り）…20g

Ⓑ 鶏ひき肉… 300g
卵…1/2個
塩…小さじ1/2
こしょう…少々
にんにく（すりおろし）…少々

パルメザンチーズ…大さじ1

Ⓒ マヨネーズ…大さじ3
マスタード…大さじ1

ベビーリーフ…適量

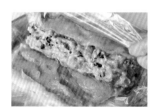

観音開きにした鶏肉の手前側に肉だねをのせたら、しっかり密着するように巻きながら包みます。

作り方

1 鶏肉は皮を取り除いて観音開きにし、混ぜ合わせた**Ⓐ**を全体にまぶし、15分ほどおく。パプリカ、オリーブは粗みじん切りにする。

2 ボウルに**Ⓑ**を入れ、粘りが出るまで混ぜたら、パプリカ、オリーブ、パルメザンチーズを加えて混ぜ合わせる。

3 **1**の鶏肉の表面をペーパータオルで拭く。アルミホイル、ラップを順に重ね、鶏肉1枚を広げてのせる。手前側に**2**の半量を棒状にのせ、鶏肉で包むようにラップで巻いて包み、両端をねじってとめる。さらにアルミホイルで包み、両端をねじってしっかりとめる。同様にもう1本作る。

4 内鍋に水1カップ（分量外）を注ぎ、包み終わりを上にして**3**を入れ、[本体にセット]する。蓋をして圧力調理▶6分にセットし、決定キーを押す（半量で作る場合も内鍋に注ぐ水は1カップで圧力調理▶6分）。

5 スイッチが切れたら取り出し、冷ましてから食べやすい大きさに切り分ける。器に盛り、ベビーリーフ、混ぜ合わせた**Ⓒ**を添える。

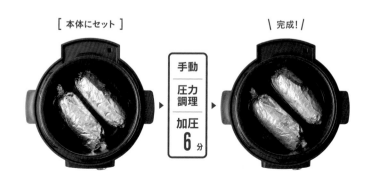

[本体にセット]

手動
圧力調理
加圧
6 分

\ 完成! /

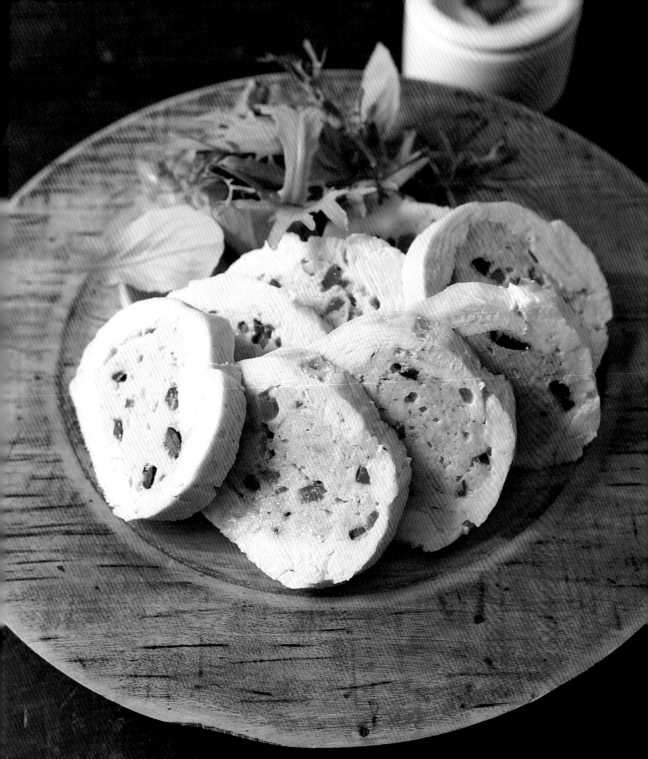

冷めてもしっとりおいしくいただける！
鶏ひき肉を鶏むね肉でロールした一品

糖質	**0.6** g	エネルギー	**95** kcal	調理時間	**55** 分（昇温 **15** 分＋加圧 **10** 分＋減圧 **30** 分）

砂肝の
スパイシーオイル蒸し

材料（4人分）

砂肝…300g（固い筋を取ったもの）

　　塩…小さじ1/2

　　こしょう…少々

　　にんにく・しょうが

　　　（各すりおろし）

　　　…各1/2かけ分

　　赤唐辛子（小口切り）…1/2本分

Ⓐ　カレー粉…小さじ1/2

　　ガラムマサラ

　　　…小さじ1/4

　　　（ない場合はカレー粉小さじ

　　　1/4をさらに追加）

　　クミン・コリアンダー（各ホール）

　　　…各小さじ1/5

サラダ油…大さじ1

香菜…適宜

作り方

1　砂肝は塩少々、酢小さじ2（各分量外）をもみ込み、水で洗ってペーパータオルで水けをしっかり拭く。

2　蒸しかごに入る大きさのボウルに**1**、Ⓐを入れて軽くもみ込み、サラダ油を加えて混ぜる。

3　内鍋に水1カップ（分量外）を注いで蒸しかごを入れ、**2**をボウルごとのせて［本体にセット］する。蓋をして圧力調理▶10分にセットし、決定キーを押す。

4　スイッチが切れたら器に盛り、好みで香菜を添える。

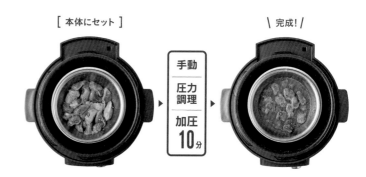

［ 本体にセット ］　　手動／圧力調理／加圧 **10** 分　　＼ 完成! ／

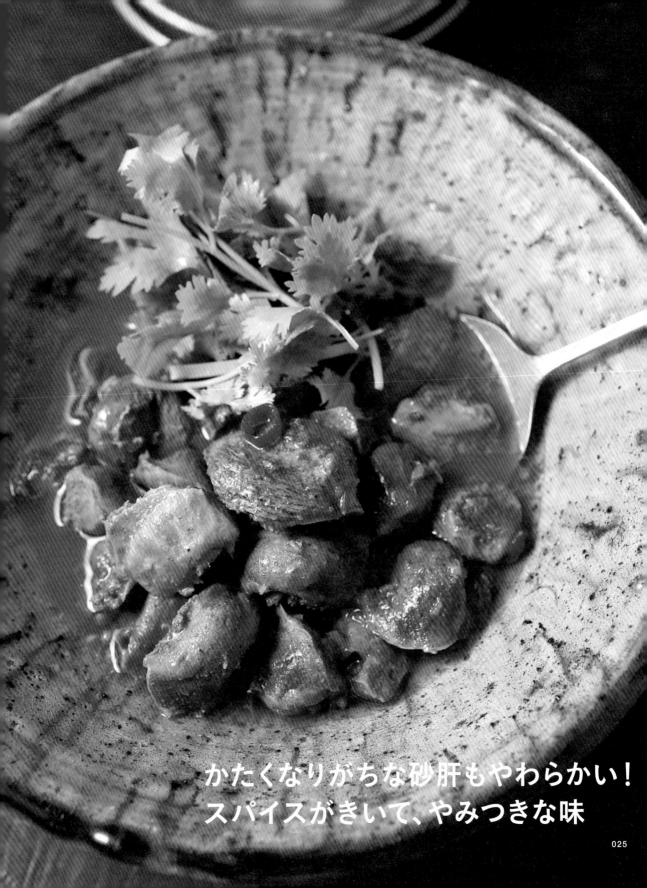

かたくなりがちな砂肝もやわらかい！
スパイスがきいて、やみつきな味

糖質 **5.2** g	エネルギー **412** kcal	調理時間 **65** 分 (昇温 **15** 分 + 加圧 **20** 分 + 減圧 **30** 分)

チャーシュー

材料 (4人分)

豚肩ロースかたまり肉…600g
塩…小さじ1/2
こしょう…少々
ごま油…小さじ2

Ⓐ
　水…3/4カップ
　酒…大さじ3
　オイスターソース…小さじ2
　しょうゆ…大さじ2
　はちみつ…小さじ1

長ねぎの青い部分…8cm
しょうが・にんにく… 各1/2かけ
八角… 1個
シナモン…1/2本
クローブ…2個
サラダ菜・からし…各適宜

作り方

1　豚肉はフォーク等で全体に穴をあけ、塩、こしょうを擦り込む。フライパンを熱してごま油をひき、豚肉の表面を強火できつね色に焼く。

2　内鍋にⒶを入れて混ぜ、長ねぎ、薄切りにしたしょうがとにんにく、八角、シナモン、クローブ、**1**を加え、アルミホイルで落とし蓋をし、[本体にセット]する。蓋をして**圧力調理▶20分**にセットし、決定キーを押す。

3　スイッチが切れたら蓋を開けてアルミホイルを取り、豚肉をひっくり返す。**鍋モード▶火力5**にして煮詰める。煮汁が1/3量くらいになったら、小さめの容器に煮汁とともに移し、冷ます。

4　**3**を食べやすく切って器に盛り、好みでサラダ菜、からしを添える。

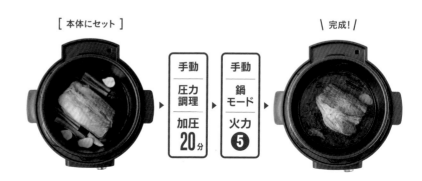

[本体にセット]　　　手動 圧力調理 加圧 **20**分　→　手動 鍋モード 火力 ❺　　　＼ 完成! ／

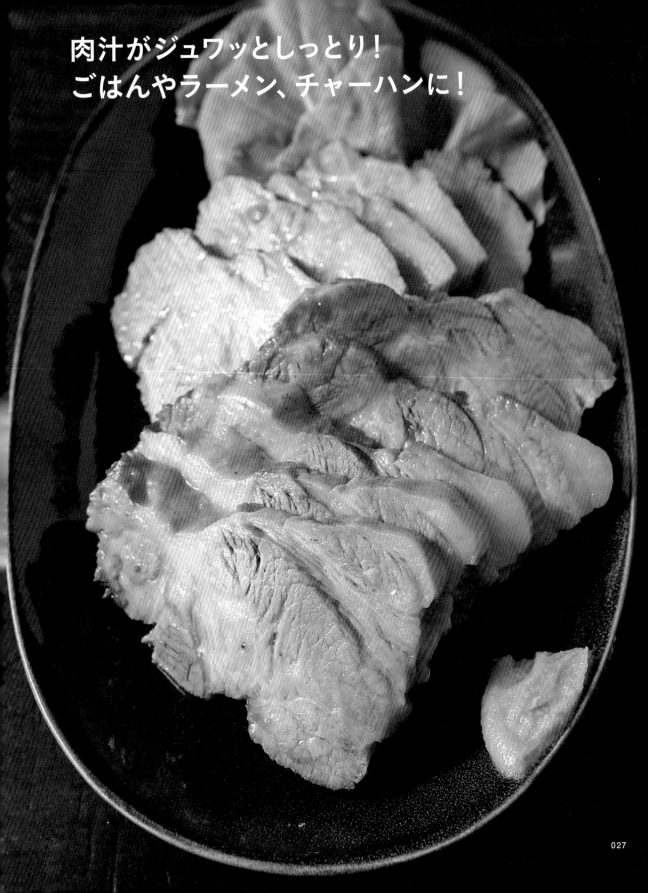

肉汁がジュワッとしっとり！
ごはんやラーメン、チャーハンに！

糖質 **4.8** g	エネルギー **414** kcal	調理時間 **60** 分（昇温 **15** 分 + 加圧 **15** 分 + 減圧 **30** 分）

ポットロースト

材料 (4人分)

豚肩ロースかたまり肉…600g
塩…小さじ1
こしょう…少々
オリーブオイル…小さじ2
白ワイン…1/4カップ
水…1/4カップ
にんにく…1かけ
玉ねぎ…1個
ローズマリー…1枝
ローリエ… 1枚
粒マスタード…大さじ1と1/2
クレソン…適宜

作り方

1 豚肉はフォーク等で全体に穴をあけ、塩、こしょうを擦り込み、タコ糸で巻く。フライパンを熱してオリーブオイルをひき、豚肉の表面を強火できつね色に焼き、内鍋に入れる。

2 **1**のフライパンにワイン、水を入れて火にかけ、煮立ったら内鍋に加える。

3 にんにくは半分に切り、玉ねぎは8等分のくし形切りにし、内鍋の空いているところに加え、ローズマリー、ローリエも加え、[本体にセット]する。蓋をして 圧力調理▶15分 にセットし、決定キーを押す。

4 スイッチが切れたら蓋を開けて 鍋モード▶火力5 にし、煮汁が半量くらいになるまで煮詰め、粒マスタードを加えてソースにする。

5 豚肉は食べやすく切って器に盛り、好みでクレソンを添える。ソースを添えてかけていただく。

[本体にセット]　　　　　　　　　　　　　　　＼ 完成! ／

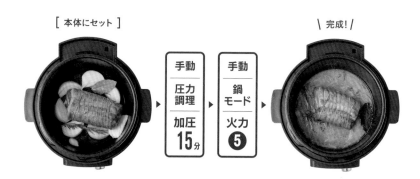

手動 圧力調理 加圧 **15** 分　▶　手動 鍋モード 火力 **5**

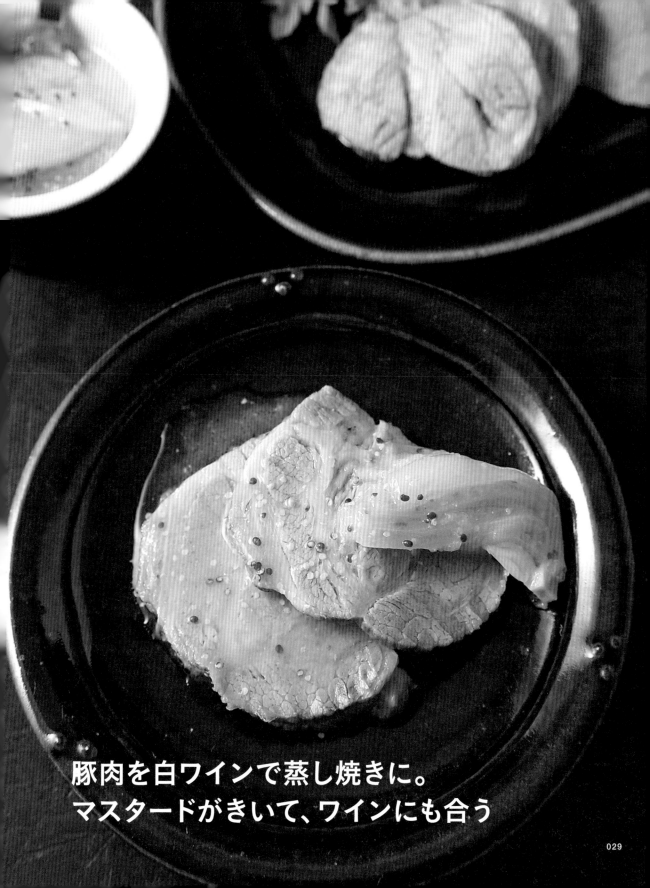

豚肉を白ワインで蒸し焼きに。
マスタードがきいて、ワインにも合う

糖質	**7.9** g	エネルギー	**676** kcal	調理時間	**80** 分	昇温①15分＋加圧①15分＋ 昇温②15分＋加圧② 5 分＋減圧30分

豚の角煮

材料 (4人分)

豚バラブロック肉…600g
しょうが…1かけ
長ねぎの青い部分…10cm
水…3カップ

Ⓐ
　　酒…大さじ2
　　しょうゆ…大さじ3
　　砂糖…大さじ1と1/2
　　みりん…大さじ1

ゆで卵…4個
チンゲン菜…2株

作り方

1　豚肉は8等分に切り、しょうがは薄切りにする。

2　内鍋に**1**、水、長ねぎを入れて[本体にセット❶]する。蓋をして、圧力調理▶15分にセットし、決定キーを押す。

3　スイッチが切れたら蓋を開けて粗熱をとる。冷めたら豚肉を一度取り出し、ゆで汁は1カップ取りおき、しょうが、長ねぎは捨てる。

4　内鍋に**3**の豚肉、取りおいたゆで汁、**Ⓐ**、殻をむいたゆで卵を入れて[本体にセット❷]する。アルミホイルで落とし蓋をする。蓋をして圧力調理▶5分にセットし、決定キーを押す。

5　スイッチが切れたら蓋を開けて 鍋モード▶火力5にし、煮汁が1/4量くらい減るまで少し煮詰める。4〜5cm幅に切ったチンゲン菜を空いているところに加え、しんなりするまで煮る。

6　**5**のゆで卵を半分に切り、残りの**5**とともに器に盛る。

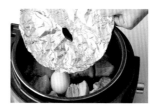

水分量の少ない煮物は、真ん中に穴を開けたアルミホイルを落とし蓋にしてセットして。

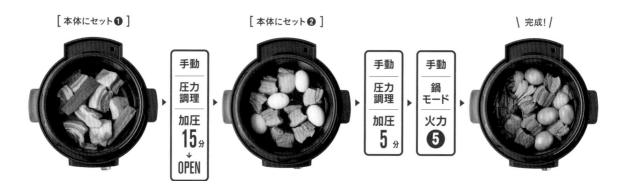

[本体にセット❶]　　　[本体にセット❷]　　　＼ 完成! ／

手動 圧力調理 加圧 **15**分 ↓ OPEN

手動 圧力調理 加圧 **5**分

手動 鍋モード 火力 **5**

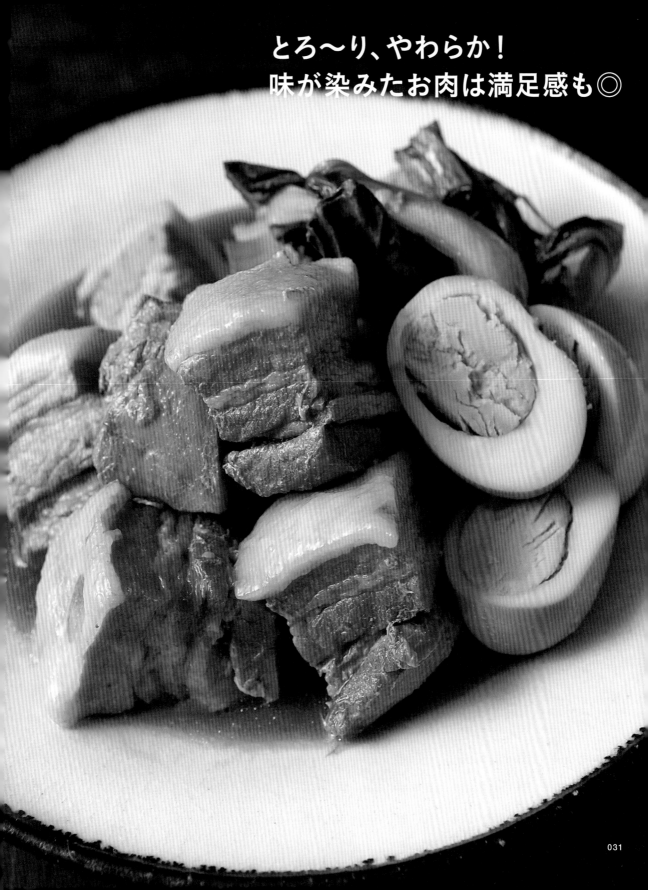

とろ〜り、やわらか！
味が染みたお肉は満足感も◎

糖質 **7.0** g	エネルギー **657** kcal	調理時間 **60** 分 (昇温 **15** 分 + 加圧 **15** 分 + 減圧 **30** 分)

スペアリブの黒ビール煮

材料 (4人分)

スペアリブ…8本 (1kg)
塩…小さじ1弱
こしょう…少々
玉ねぎ…1/2個
にんにく…1/2かけ

❹
黒ビール…1カップ
トマトケチャップ…小さじ4
しょうゆ…小さじ2
はちみつ…小さじ1

オリーブオイル…小さじ2
ローリエ…1枚

作り方

1　スペアリブは塩、こしょうを擦り込む。玉ねぎ、にんにくは薄切りにする。内鍋に❹を入れて混ぜておく。

2　フライパンを熱し、オリーブオイル半量をひいて玉ねぎを焦がすように強火で炒める。しんなりし、端が焦げてきたらにんにくを加えて炒め、内鍋に加える。

3　**2**のフライパンに残りのオリーブオイルを熱し、スペアリブの表面を焼き、内鍋に加える。ローリエも加えて[本体にセット]し、蓋をして圧力調理▶15分にセットし、決定キーを押す。

4　スイッチが切れたら蓋を開けて鍋モード▶火力5にし、煮汁が半量くらいになるまで煮詰め、器に盛る。

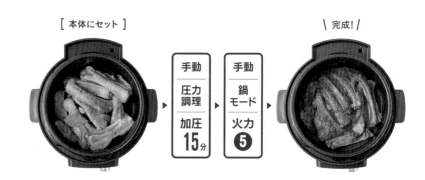

[本体にセット]　　　　　　　　　　　　　　　　　　　\ 完成! /

手動　圧力調理　加圧 **15**分　▶　手動　鍋モード　火力 ❺

黒ビールで煮込んで、ほろほろに。
コクと旨味を存分に味わって！

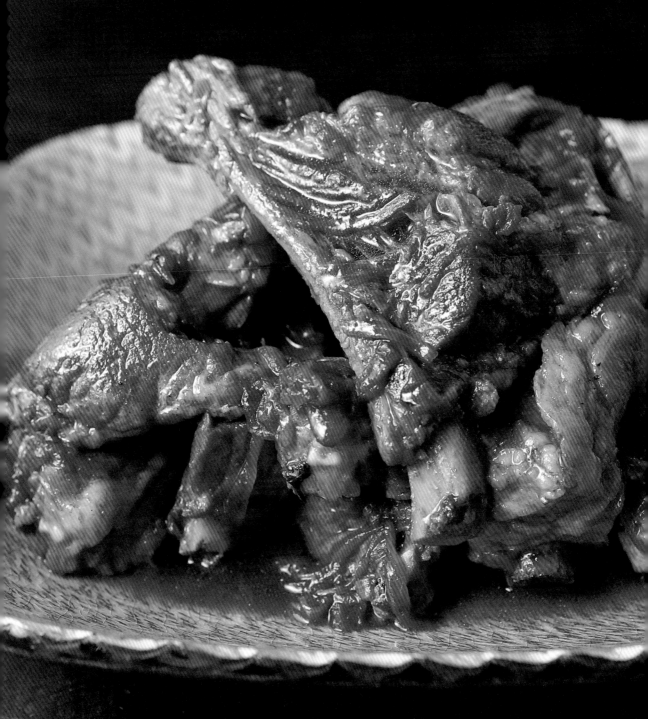

糖質 **10.3** g	エネルギー **624** kcal	調理時間 **60** 分 (昇温 **15** 分 + 加圧 **15** 分 + 減圧 **30** 分)

ビーフシチュー

材料 (4人分)

牛シチュー用肉…600g

A ┃ 塩…小さじ1
　┃ こしょう…少々

玉ねぎ…小1個

セロリ…1/3本

にんにく…1/2かけ

バター…大さじ2

トマトピューレ…3/4カップ

赤ワイン…1/4カップ

水…2カップ

B ┃ ローリエ…1枚
　┃ コンソメスープの素 (顆粒)
　┃ 　…小さじ1
　┃ タイム…少々

デミグラスソース (市販)…大さじ4

まいたけ…150g

塩・こしょう…各少々

ブロッコリー…100g

[MEMO]

**牛シチュー用肉で
おすすめの部位は?**

牛シチュー用肉はもも肉、
バラ肉、肩ロース、タン
などお好みのものでOK。
カットされたものがない
ときは、かたまり肉を切
って使いましょう。

作り方

1　牛肉は**A**をふり、玉ねぎ、セロリ、にんにくはみじん切りにする。

2　フライパンを熱してバター半量を入れ、牛肉をきつね色になるまで焼いたら内鍋に入れる。

3　**2**のフライパンに残りのバターを入れて熱し、玉ねぎを炒める。きつね色になったら、セロリ、にんにくを加えてさらに炒め、トマトピューレを加えて混ぜながら煮立てる。赤ワインも加えて煮立ったら、**2**の内鍋に移し、フライパンに水を入れてきれいにして、その水も内鍋に加える。

4　**3**に**B**を加えて[本体にセット]する。蓋をして<u>圧力調理▶15分</u>にセットし、決定キーを押す。

5　スイッチが切れたら蓋を開けて<u>鍋モード▶火力5</u>にし、煮立ったら、デミグラスソース、小房に分けたまいたけを加える。5分ほど煮たら塩、こしょうで味をととのえ、小房に分けてさっとゆでたブロッコリーを加え、器に盛る。

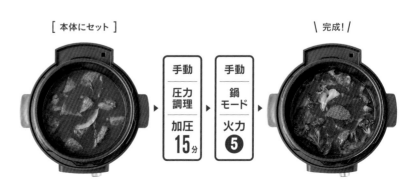

[本体にセット]　手動 圧力調理 加圧 **15**分　▶　手動 鍋モード 火力 **⑤**　▶　\ 完成! /

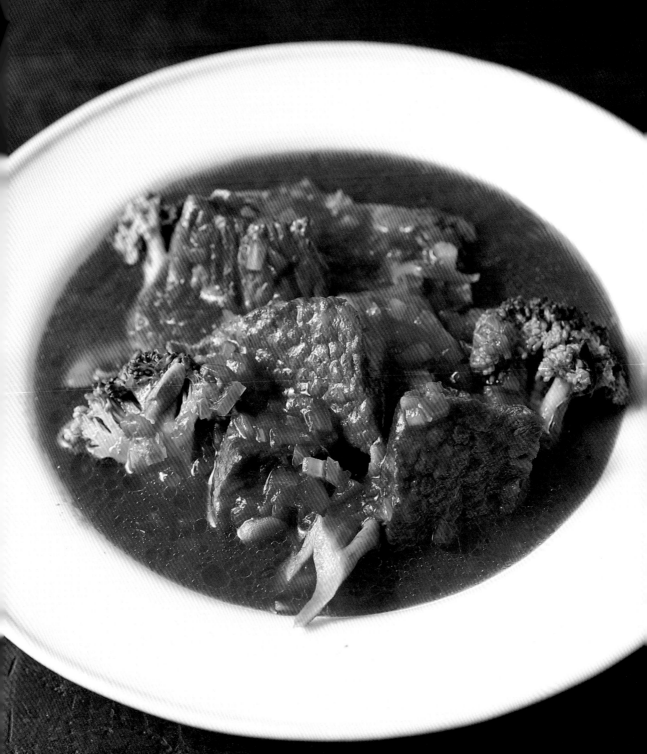

電気圧力鍋だから、肉がとろっとやわらか！
仕上げにゆでブロッコリーを入れて完成。

糖質 **9.2** g	エネルギー **486** kcal	調理時間 **48** 分 (昇温 **15** 分 + 加圧 **3** 分 + 減圧 **30** 分)

煮込みハンバーグ

材料 (4人分)

玉ねぎ…1/4個
バター…小さじ1
Ⓐ
　合いびき肉…600g
　塩…小さじ1/2
　こしょう・ナツメグ…各少々
　卵…1個
パルメザンチーズ…大さじ2
玉ねぎ…1/2個
しめじ・エリンギ…各1パック
バター…大さじ1
にんにく (薄切り)…2枚
オリーブオイル…小さじ1
Ⓑ
　トマトピューレ…3/4カップ
　赤ワイン…大さじ2
　ウスターソース…大さじ1
　しょうゆ…小さじ1
　水…1/4カップ
　こしょう…少々

作り方

1 玉ねぎ1/4個はみじん切りにし、耐熱容器にバターとともに入れ、ラップをせずに1分加熱して冷ます。ボウルにⒶを入れて粘りが出るまで混ぜ、冷ました玉ねぎ、パルメザンチーズを加えてさらに混ぜ、4等分にして小判型に成形する。

2 玉ねぎ1/2個は薄切りにし、しめじは小房に分ける。エリンギは軸は輪切りにし、笠はくし形切りにする。

3 フライパンを熱してバターを溶かし、玉ねぎを炒める。しんなりしたら、しめじ、エリンギ、にんにくを加えてさっと炒め、内鍋に移す。

4 **3**のフライパンにオリーブオイルをひいて熱し、**1**の両面に焼き色がつくまで焼く。内鍋に並べ入れ、混ぜ合わせたⒷを回しかけたら [本体にセット] する。蓋をして 圧力調理▶3分 にセットし、決定キーを押す。

5 スイッチが切れたら蓋を開けてハンバーグを器に盛る。蓋を開けたまま 鍋モード▶火力5 にしてひと煮立ちさせ、ハンバーグにかける。

[本体にセット]　　　　　　　　　　　　　　　　＼ 完成! ／

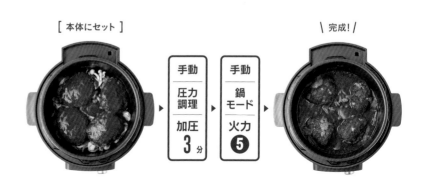

手動　圧力調理　加圧 **3** 分　▶　手動　鍋モード　火力 **5**

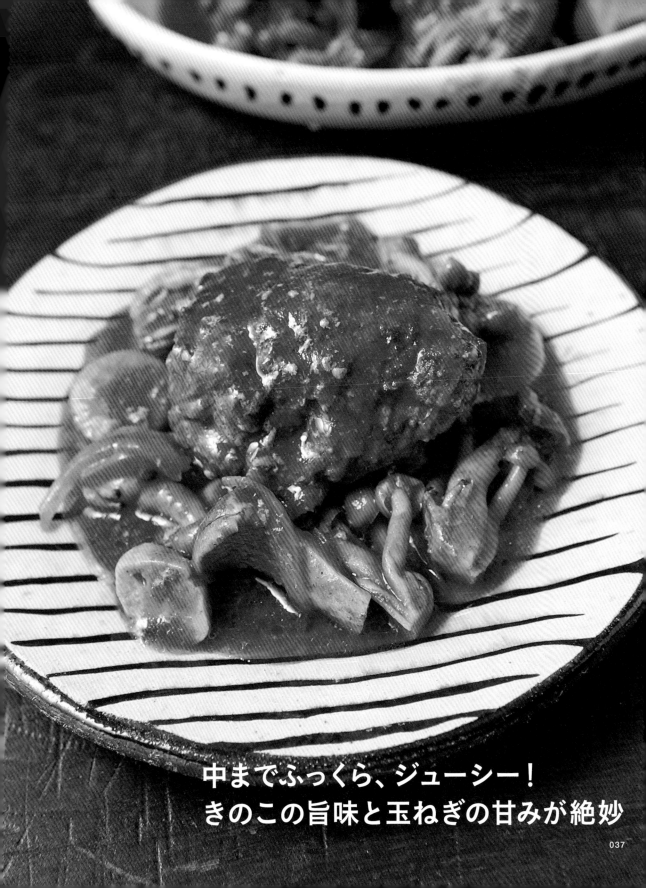

中までふっくら、ジューシー！
きのこの旨味と玉ねぎの甘みが絶妙

| 糖質 **6.1** g | エネルギー **269** kcal | 調理時間 **46** 分（昇温 **15** 分 + 加圧 **1** 分 + 減圧 **30** 分） |

ピーマンの肉詰め煮

材料（4人分）

ピーマン…12個
片栗粉…少々
長ねぎ…5cm
しいたけ…2枚

Ⓐ
　豚ひき肉…400g
　しょうが（すりおろし）
　　…1/4かけ分
　卵…1個
　塩…小さじ1/3
　こしょう…少々

Ⓑ
　だし汁…3/4カップ
　みりん…小さじ4
　しょうゆ…大さじ2

作り方

1 ピーマンは上の部分を切り落として種を取り除き、内側に薄く片栗粉をふっておく。

2 長ねぎ、しいたけはみじん切りにする。ボウルに**Ⓐ**を入れて軽く粘りが出るまで混ぜ、長ねぎ、しいたけを加えて混ぜ合わせたら、**1**に詰める。

3 内鍋に**Ⓑ**を入れて混ぜ、**2**を重ならないように並べて［本体にセット］する。アルミホイルで落とし蓋をする。蓋をして**圧力調理▶1分**にセットし、決定キーを押す。

4 スイッチが切れたら器に盛り、煮汁をかける。

［ 本体にセット ］

圧力
調理
加圧
1 分

\ 完成！/

夏にたっぷり作りたい食べ応え満点の肉詰め

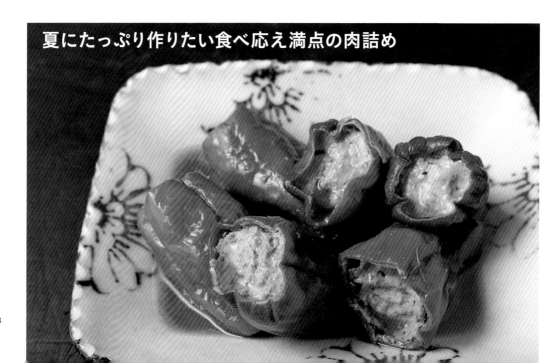

| 糖質 | **6.7** g | エネルギー | **377** kcal | 調理時間 | **46** 分 (昇温**15**分＋加圧**1**分＋減圧**30**分) |

ドルマ風ピーマンの肉詰め

材料 (4人分)

ピーマン…12個
小麦粉…少々
玉ねぎ…1/8個
ミックスナッツ (ロースト/無塩)
　…40g
Ⓐ
　合いびき肉…400g
　塩…小さじ1/2
　カレー粉…小さじ1
　卵…1個
　トマトケチャップ…大さじ1
水…3/4カップ
コンソメスープの素 (顆粒)
　…小さじ1/2
Ⓑ
　プレーンヨーグルト
　　…1/2カップ
　オリーブオイル…小さじ2
　にんにく (すりおろし) …少々
　塩・こしょう…各少々

作り方

1 ピーマンは上の部分を切り落として種を取り除き、内側に薄く小麦粉をふっておく。
2 玉ねぎはみじん切りにし、ミックスナッツは袋に入れて麺棒などでたたいて細かくする。ボウルにⒶを入れて軽く粘りが出るまで混ぜ、玉ねぎ、ミックスナッツを加えて混ぜ合わせたら、**1**に詰める。
3 内鍋に水、コンソメスープの素を入れて混ぜ、**2**を重ならないように並べて[本体にセット]する。アルミホイルで落とし蓋をする。蓋をして**圧力調理▶1分**にセットし、決定キーを押す。
4 スイッチが切れたら煮汁を切って器に盛り、混ぜ合わせたⒷをかける。

[本体にセット]

↓

圧力
調理
━━━
加圧
1 分

\ 完成! /

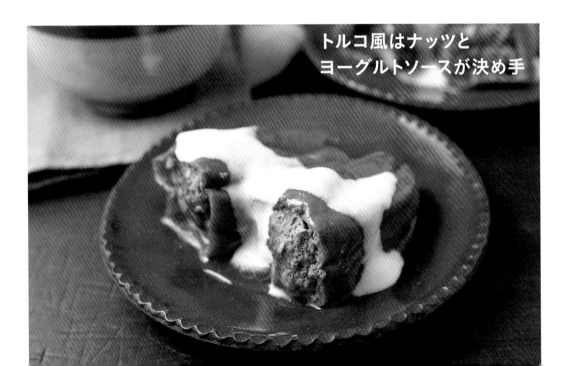

トルコ風はナッツと
ヨーグルトソースが決め手

糖質 **7.2** g	エネルギー **369** kcal	調理時間 **48** 分（昇温 **15** 分＋加圧 **3** 分＋減圧 **30** 分）

チリコンカン

材料 (4人分)

大豆 (乾燥) …150g
玉ねぎ…1/4個
セロリ…1/2本
にんにく…1/2かけ
オリーブオイル…大さじ1
合いびき肉…300g
水…1/3カップ

Ⓐ
　トマト缶…200g
　チリパウダー…小さじ4
　塩…小さじ1/2
　こしょう…少々
　オレガノ・クミン…各少々

ローリエ…1枚
赤唐辛子…1本

作り方

1 大豆は洗い、一晩水につけておく。

2 玉ねぎ、セロリは1cm角に切り、にんにくはみじん切りにする。

3 フライパンを熱してオリーブオイルをひき、ひき肉を炒める。ひき肉がポロポロになったら**2**を加えて炒め合わせ、内鍋に移す。フライパンに水を加えてきれいにし、その水を内鍋に加える。

4 **3**にⒶ、水けをきった**1**を加えて混ぜ、ローリエ、赤唐辛子も加えて[本体にセット]する。蓋をして**圧力調理▶3分**にセットし、決定キーを押す。

5 スイッチが切れたら蓋を開けて**鍋モード▶火力5**にし、混ぜながら煮立てて煮汁を少し煮詰め、器に盛る。

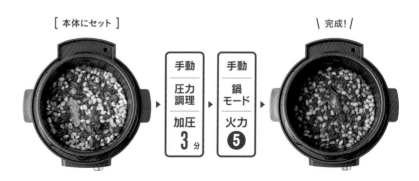

[本体にセット]　　　手動 圧力調理 加圧 **3** 分　▶　手動 鍋モード 火力 **5**　　＼ 完成! ／

ゆで時間が長い大豆も、圧力鍋なら
加圧3分！スパイシーであとを引く一品

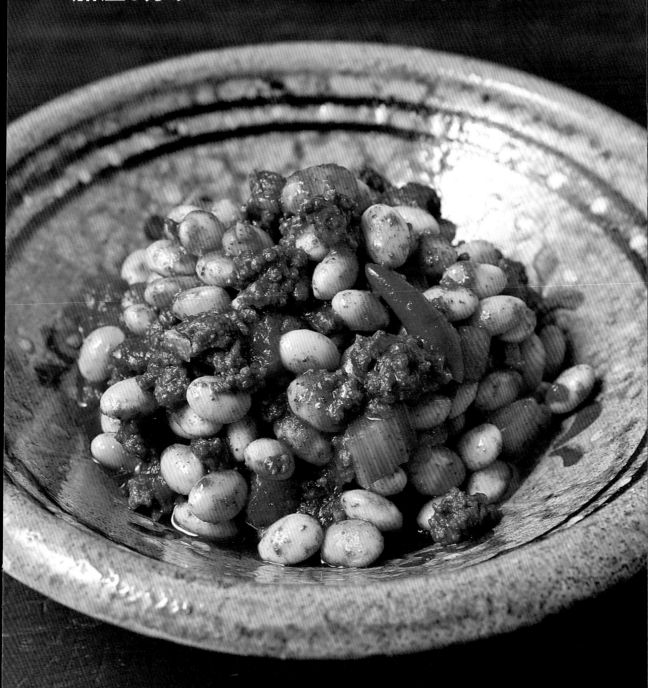

糖質	**4.7** g	エネルギー	**346** kcal	調理時間	**49** 分 (昇温 **15** 分 + 加圧 **4** 分 + 減圧 **30** 分)

シーズートゥ

獅子頭

材料 (4人分)

白菜…500g
しいたけ…4枚
たけのこ (水煮)…1個 (120g)

Ⓐ
　豚ひき肉…500g
　しょうが (すりおろし)
　　…1/4かけ分
　しょうゆ…小さじ2
　塩・こしょう…各少々
　卵…1個
　ごま油…小さじ1

Ⓑ
　水…1/2カップ
　中華スープの素 (顆粒)
　　…小さじ1/2
　しょうゆ…大さじ1
　酒…大さじ1
　塩…小さじ1/3
　砂糖…小さじ1

サラダ油…小さじ2

作り方

1 白菜は2～3cm幅の斜め切りにし、しいたけは軸を切り落として半分に切る。たけのこは半分に切り、ゆでて酸味を取り、根元は半月切り、穂先は薄切りにする。

2 ボウルに**Ⓐ**を入れ、粘りが出るまで混ぜる。4等分にして平たい丸に成形する。

3 内鍋に**Ⓑ**を入れて混ぜ、**1**を加える。フライパンを熱してサラダ油をひき、**2**を入れて両面に焼き色がつくまで焼いたら内鍋に並べ入れ、[本体にセット] する。蓋をして**圧力調理▶4分**にセットし、決定キーを押す。

4 スイッチが切れたら蓋を開け、器に盛る。

[本体にセット]　　　　　　　　　　　　　\ 完成! /

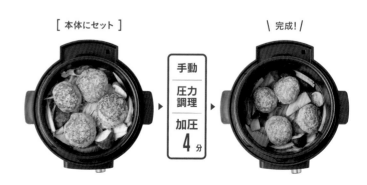

手動
圧力調理
加圧
4 分

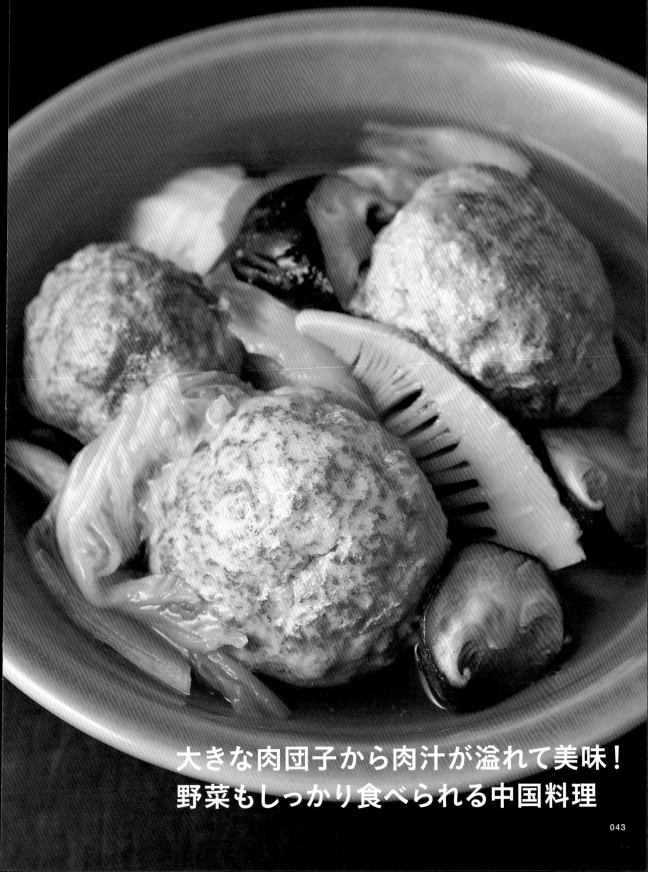

大きな肉団子から肉汁が溢れて美味！
野菜もしっかり食べられる中国料理

| 糖質 | **5.8** g | エネルギー | **261** kcal | 調理時間 | **53** 分 (昇温 **15** 分 ＋ 加圧 **8** 分 ＋ 減圧 **30** 分) |

キャベツ焼売
シューマイ

材料 (4人分)

キャベツ…4枚
玉ねぎ…1/4個
しいたけ…2枚
片栗粉…小さじ2

Ⓐ
　豚ひき肉…400g
　しょうゆ・ごま油…各小さじ2
　塩…小さじ1/4
　オイスターソース…小さじ1
　しょうが(すりおろし)
　　…1/4かけ分
　こしょう…少々

酢・しょうゆ…各適量
練りがらし…適量

作り方

1 キャベツはラップに包み、電子レンジで3分加熱し、そのまま冷ます。芯は削ぎ取り、みじん切りにする。玉ねぎ、しいたけはみじん切りにし、玉ねぎ、キャベツの芯は片栗粉と混ぜ合わせる。

2 ボウルにⒶを入れて粘りが出るまで混ぜ、玉ねぎ、キャベツの芯、しいたけも加えて混ぜ合わせる。

3 内鍋に水1カップ(分量外)を入れ、蒸しかごにオーブンペーパーを敷き、キャベツ3枚を敷く。**2**を平らに詰めて側面のキャベツでかぶせるように包み込み、キャベツ1枚で蓋をするように包んだら、[本体にセット]する。蓋をして**圧力調理▶8分**にセットし、決定キーを押す。

4 スイッチが切れたら、蓋を開けて取り出し、切り分ける。器に盛り、酢じょうゆとからしを添える。

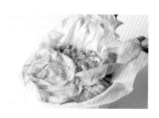

キャベツは電子レンジで加熱してやわらかくしてから使います。肉だねを詰めたら、かぶせるように包みましょう。

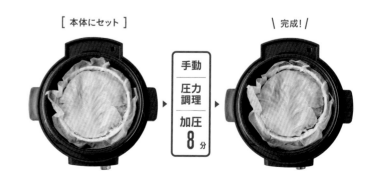

[本体にセット]　　　　　　　　　　　　＼ 完成! ／

手動
↓
圧力
調理
↓
加圧
8 分

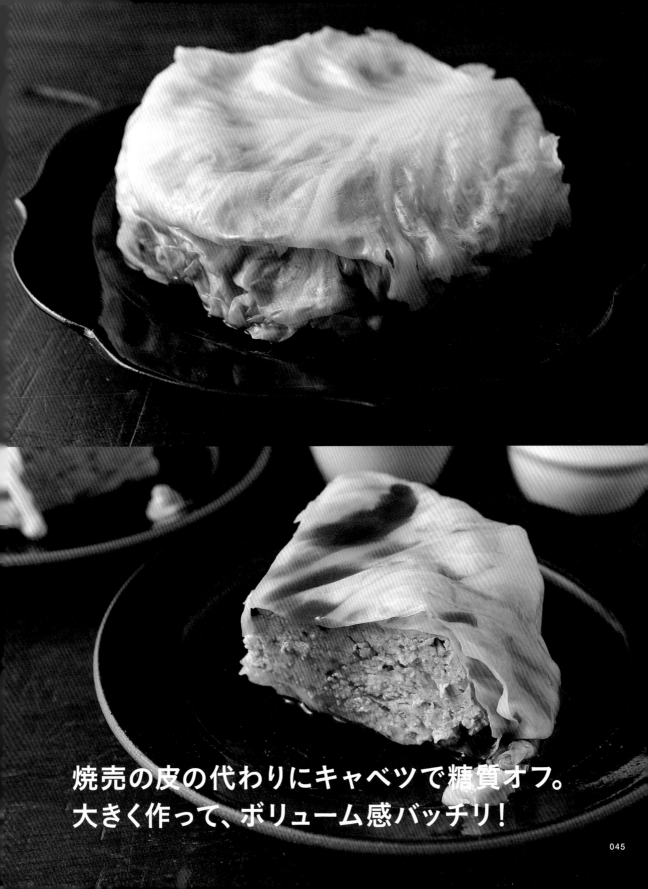

焼売の皮の代わりにキャベツで糖質オフ。
大きく作って、ボリューム感バッチリ!

糖質オフダイエット時の主食のこと

ごはんやパン、麺などの主食は糖質が高いので、糖質オフダイエット時はおかずだけでなく、主食の糖質を減らすことが重要です。どうしても主食が食べたいときは、下記で紹介する食材に置き換えれば、低糖質で安心。この本で紹介している糖質オフのおかずと組み合わせれば、無理なくダイエットが続けられるはず。

しらたき

クセがなく使いやすいしらたきは、低糖質、低カロリーで食物繊維が豊富。さっと下ゆでしてから麺の代わりに使って。

おから

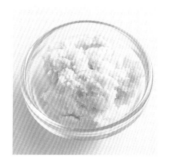

豆腐を作る際に出た大豆の搾りかすで、低糖質で食物繊維が豊富。ごはんの代わりにしたり、混ぜてかさ増しすれば糖質オフに。

高野豆腐

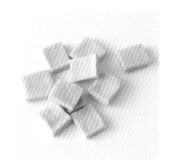

高野豆腐は大豆由来の栄養素を含む、低糖質食材。パンの代わりにチーズトーストにしたり、細かく刻んでごはん代わりに。

もやし

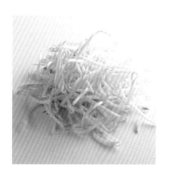

低糖質、低カロリーの定番食材のもやしも、主食の代わりに。少量の麺にたっぷり混ぜてかさ増しして食べるがおすすめ。

ふすまパン

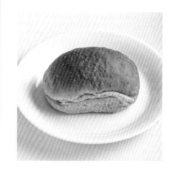

小麦の表皮を使っていて、普通のパンよりも糖質が低く、食物繊維や鉄、カルシウムが豊富。ブランパンと表記されているものも。

雑穀米

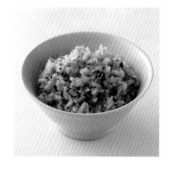

どうしてもお米が食べたいときは、食物繊維やビタミン、ミネラルが豊富な雑穀米を。80〜120gを目安に、食べすぎには注意して。

PART 2

絶対食べたい！
魚介 の
糖質オフおかず

糖質が低いのはもちろん、中性脂肪を
下げる働きのあるEPAやDHAが豊富な魚介。
筒切りや1尾を丸ごと使った
魚のおかずを多く紹介できるのも、
やわらかく仕上がる電気圧力鍋だからこそ。

| 糖質 **7.6** g | エネルギー **190** kcal | 調理時間 **48** 分（昇温 **15** 分 + 加圧 **3** 分 + 減圧 **30** 分） |

さばのみそ煮

材料 (4人分)

さば…1尾
しょうが…1かけ
ごぼう…60g
Ⓐ｜みそ・酒…各大さじ3
｜砂糖…小さじ4
｜水…1/3カップ
赤唐辛子…1本

作り方

1　さばは頭を切り落とし、内臓を取り除いて洗い、6等分の筒切りにし、熱湯をかける。しょうがは薄切りにする。ごぼうは斜め切りにし、水にさっとさらす。

2　内鍋にⒶを入れて混ぜ、しょうが、赤唐辛子、ごぼう、さばを入れて［本体にセット］する。蓋をして**圧力調理▶3分**にセットし、決定キーを押す。

3　スイッチが切れたら蓋を開け、**鍋モード▶火力5**にしてひと煮立ちさせ、煮汁を少し煮詰めたら器に盛る。

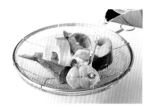

さばなどの臭みが出やすい魚は、表面に熱湯を回しかけることで、臭みを取ることができます。

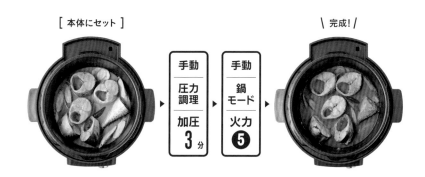

［ 本体にセット ］　手動 圧力調理 加圧 **3**分　手動 鍋モード 火力 **5**　＼ 完成! ／

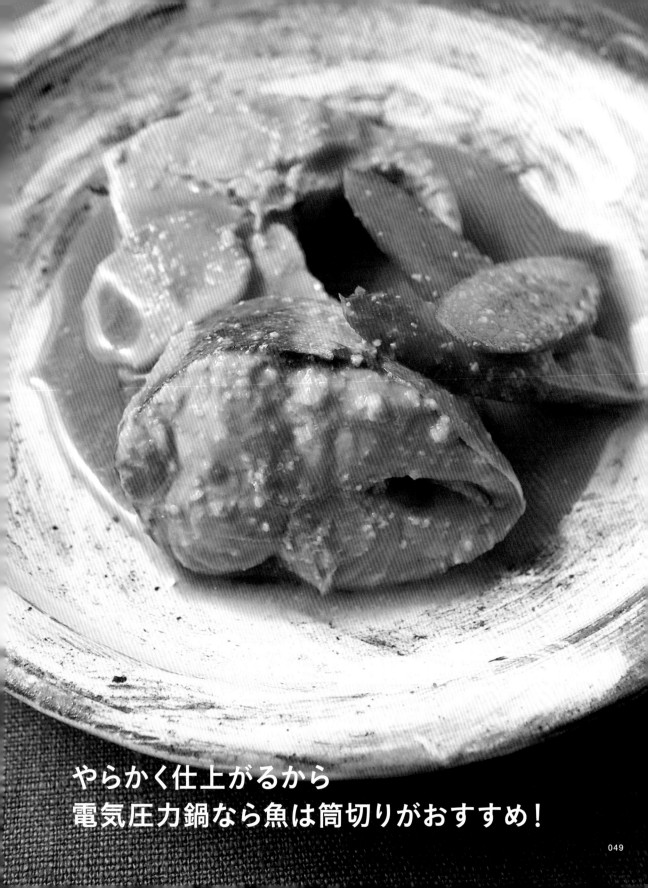

やらかく仕上がるから
電気圧力鍋なら魚は筒切りがおすすめ！

| 糖質 | **2.9** g | エネルギー | **184** kcal | 調理時間 | **48** 分（昇温 **15** 分 + 加圧 **3** 分 + 減圧 **30** 分） |

さばのトマト煮

材料（4人分）

さば…1尾
塩…小さじ1/2
こしょう…少々
セロリ…1/4本
にんにく…1/2かけ
エリンギ…1パック
オリーブオイル…大さじ1
白ワイン…大さじ2

Ⓐ
トマト缶…200g
オレガノ…あれば少々
塩…小さじ1/4
こしょう…少々

ローリエ…1枚

作り方

1　さばは頭を切り落とし、内臓を取り除いて洗い、6等分の筒切りにする。ペーパータオルで水けを拭き取り、塩、こしょうをする。セロリは1cm角に切り、にんにくはみじん切りにする。エリンギは、軸は輪切りにし、笠はくし形切りにする。

2　内鍋を[本体にセット]し、**鍋モード▶火力5**で熱してオリーブオイルをひき、にんにくを炒めて香りが出たら、セロリ、エリンギを加えて炒める。ワインを加えて煮立ったら、スイッチを切る。

3　**2**にⒶを入れて混ぜ、さば、ローリエを加える。蓋をして**圧力調理▶3分**にセットし、決定キーを押す。

4　スイッチが切れたら蓋を開け、**鍋モード▶火力5**にしてひと煮立ちさせ、器に盛る。

[本体にセット]

鍋
モード
火力
❺

手動
圧力
調理
加圧
3 分

手動
鍋
モード
火力
❺

＼ 完成! ／

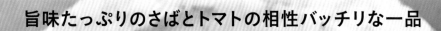

旨味たっぷりのさばとトマトの相性バッチリな一品

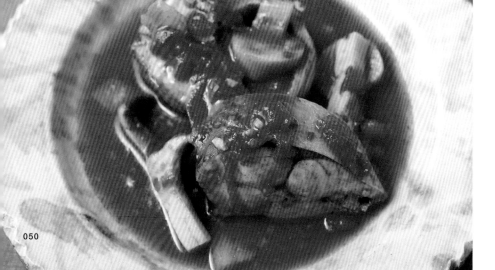

糖質 **3.7** g	エネルギー **164** kcal	調理時間 **48** 分（昇温 **15** 分＋加圧 **3** 分＋減圧 **30** 分）

さばのエスニック風煮

材料（4人分）

さば…1尾
しょうが…1かけ
紫玉ねぎ（なければ玉ねぎ）
　…1/4個
Ⓐ
　カレー粉…少々（小さじ1/8）
　酒…大さじ2
　水…3/4カップ
　ナンプラー…大さじ1と1/2弱
レモン（輪切り）…4枚
赤唐辛子…1本
豆苗…1パック

作り方

1　さばは頭を切り落とし、内臓を取り除いて洗い、6等分の筒切りにし、熱湯をかける。しょうがは薄切りにし、紫玉ねぎは太めの薄切りにする。

2　内鍋に**Ⓐ**を入れて混ぜ、紫玉ねぎ、さば、レモン、しょうが、赤唐辛子を加えて[本体にセット]する。蓋をして**圧力調理▶3分**にセットし、決定キーを押す。

3　スイッチが切れたら蓋を開け、**鍋モード▶火力5**にして煮立てる。根元を切り落として長さを半分に切った豆苗を加え、さっと煮たら器に盛る。

[本体にセット]

▼

手動
圧力調理
加圧
3分

▼

手動
鍋モード
火力
❺

＼ 完成！／

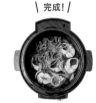

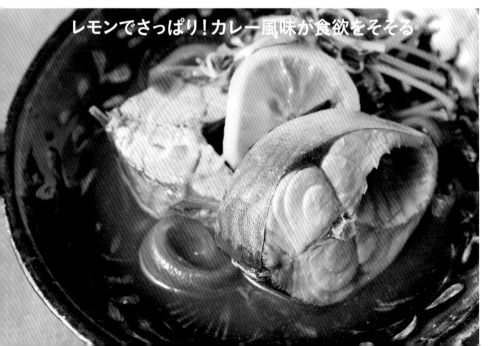

レモンでさっぱり！カレー風味が食欲をそそる

糖質	**8.3** g	エネルギー	**251** kcal	調理時間	**49** 分（昇温 **15** 分 + 加圧 **4** 分 + 減圧 **30** 分）

ぶり大根

材料 (4人分)

ぶりのあら…600g
大根…700g
しょうが…1かけ

Ⓐ
　水…3/4カップ
　酒…大さじ2
　砂糖…大さじ1
　しょうゆ…大さじ3

作り方

1　ぶりのあらは熱湯をかけて水に取り、血合いなどを洗って水けをきる。大根は2cm厚さの輪切りにし、半分に切る。しょうがは薄切りにする。

2　内鍋に**Ⓐ**を入れて混ぜ、大根、あら、しょうがを順に加え、アルミホイルで落とし蓋をし、[**本体にセット**]する。蓋をして**圧力調理▶4分**にセットし、決定キーを押す。

3　スイッチが切れたら蓋を開けてアルミホイルを外し、蓋を開けたまま**鍋モード▶火力5**にしてひと煮立ちさせ、器に盛る。

[本体にセット]　　　　　　　　　　　　　　　　＼ 完成! /

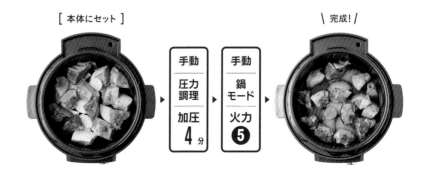

手動
圧力調理
加圧
4分
→
手動
鍋モード
火力
❺

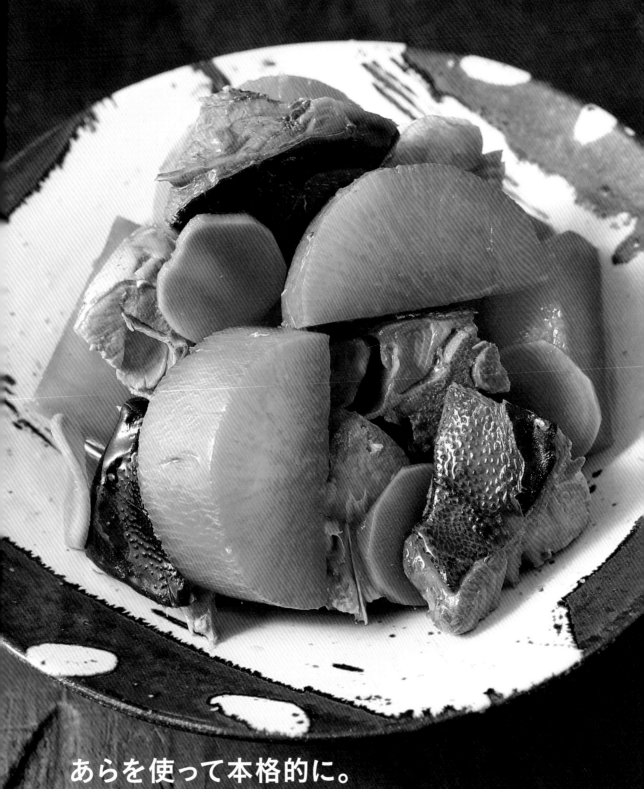

あらを使って本格的に。
旨味が染みた大根がたまらない!

| 糖質 **8.1** g | エネルギー **304** kcal | 調理時間 **48** 分（昇温 **15** 分 + 加圧 **3** 分 + 減圧 **30** 分） |

ぶりのスープカレー

材料 (4人分)

ぶり (切り身)…4切れ

A 　塩…小さじ1/2
　こしょう…少々
　カレー粉…小さじ1

玉ねぎ…1/2個
にんにく・しょうが…各1/2かけ
しめじ…大1パック
オリーブオイル…大さじ2
カレー粉…大さじ2
トマトピューレ…1/2カップ

B 　酒…大さじ2
　みそ…大さじ1
　しょうゆ…小さじ2
　水…2と1/2カップ

ローリエ…1枚
小松菜…100g

作り方

1 　ぶりは混ぜ合わせた**A**をまぶす。玉ねぎは薄切りにし、にんにく、しょうがはみじん切りにする。しめじは石づきを切り落とし、小房に分ける。

2 　フライパンを熱してオリーブオイル大さじ1と1/2をひき、玉ねぎを加えて強火で炒める。焦げ目がついてきたら弱火にし、きつね色になるまで炒める。しょうが、にんにくを加えてさらに炒め、香りが出たら内鍋に移し、カレー粉、トマトピューレを加えて混ぜ、**B**を加えて混ぜる。

3 　**2**のフライパンにオリーブオイル大さじ1/2をひいて熱し、ぶりを入れて焼き色がつくまで強火で両面焼き、内鍋に加える。しめじ、ローリエも加え、[**本体にセット**]する。蓋をして**圧力調理▶3分**にセットし、決定キーを押す。

4 　スイッチが切れたら蓋を開け、**鍋モード▶火力5**にして煮立てる。3cm幅に切った小松菜を加えてさっと煮、器に盛る。

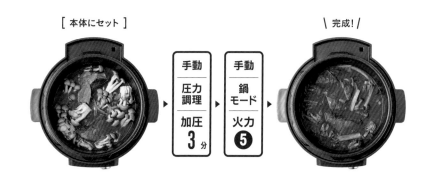

[**本体にセット**]　　手動 / 圧力調理 / 加圧 **3**分　▶　手動 / 鍋モード / 火力 **5**　▶　\ 完成! /

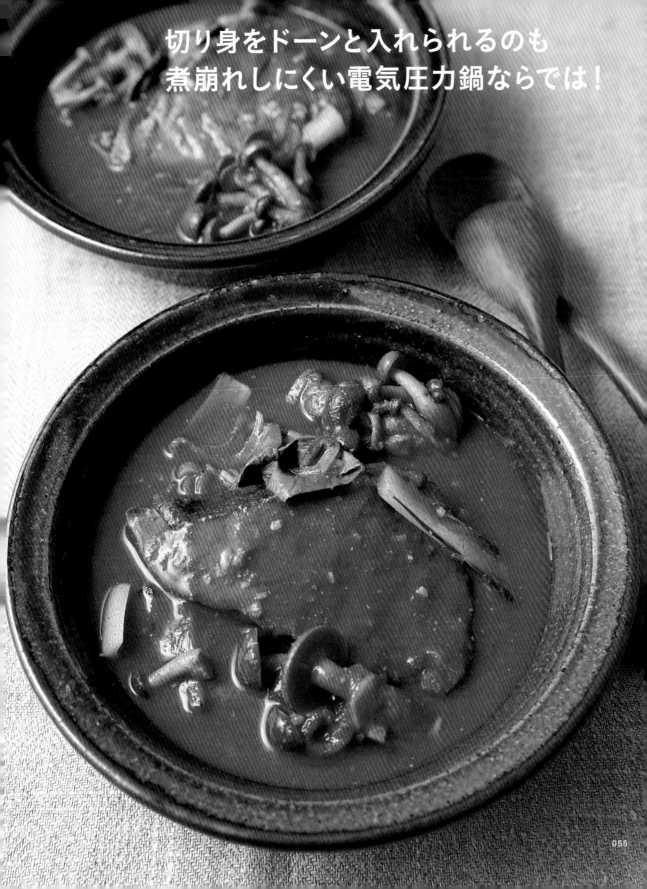

切り身をドーンと入れられるのも
煮崩れしにくい電気圧力鍋ならでは！

糖質 **2.0** g	エネルギー **130** kcal	調理時間 **48** 分(昇温 **15** 分+加圧 **3** 分+減圧 **30** 分)

あじのアクアパッツァ

材料 (4人分)

あじ…4尾
塩…小さじ1/2
こしょう…少々
にんにく…1かけ
あさり(砂抜きしたもの)…250g
オリーブオイル…大さじ1
Ⓐ
　白ワイン…大さじ3
　水…3/4カップ
　塩・こしょう…各少々
ミニトマト…8個
タイム…少々
ローリエ…1枚
ルッコラ…少々

作り方

1　あじはゼイゴを取り除き、エラ、内臓を取り出して洗う。ペーパータオルで水けを拭き取り、塩、こしょうをする。にんにくは薄切りにし、あさりは殻をよく洗う。

2　内鍋を[本体にセット]し、**鍋モード▶火力5**で熱してオリーブオイルをひき、にんにくを炒めて香りが出たらスイッチを切る。**Ⓐ**を加え、あじを頭と尾の向きが交互になるように加え、あさり、ミニトマト、タイム、ローリエを加える。蓋をして**圧力調理▶3分**にセットし、決定キーを押す。

3　スイッチが切れたら蓋を開けて器に盛り、ルッコラを添える。

\ 完成! /

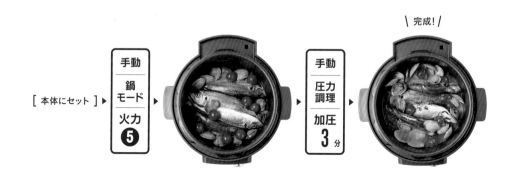

[本体にセット] ▶ 手動／鍋モード／火力 ❺ ▶ 手動／圧力調理／加圧 **3**分 ▶

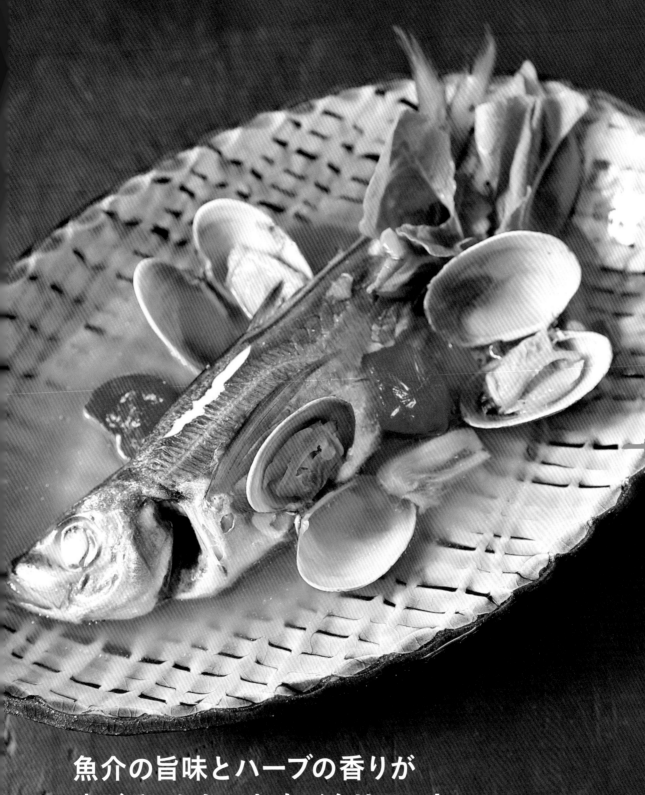

魚介の旨味とハーブの香りが
広がる、おしゃれなイタリアン！

糖質	**1.2** g	エネルギー	**119** kcal	調理時間	**48** 分（昇温 **15** 分 + 加圧 **3** 分 + 減圧 **30** 分）

あじのピリ辛 ザーサイしょうゆ煮

材料 (4人分)

あじ…4尾
ザーサイ（味つき）…30g
長ねぎ…1/4本
にんにく…1/4かけ
ごま油…大さじ1
豆板醤…小さじ1/2
Ⓐ
　しょうゆ…大さじ1
　水…2/3カップ
　酒…大さじ1
　酢…大さじ1
香菜…適宜

作り方

1　あじはゼイゴを取り除き、エラ、内臓を取り出して洗う。ペーパータオルで水けを拭き取り、身の厚い背の部分の片面に切り目を入れる。ザーサイ、長ねぎ、にんにくは粗みじん切りにする。

2　内鍋を[本体にセット]し、**鍋モード▶火力5**で熱してごま油をひき、長ねぎ、にんにくを炒める。香りが出たら、ザーサイ、豆板醤を加えて炒め、スイッチを切る。

3　**2**にⒶを加えて混ぜ、あじを頭と尾の向きが交互になるように加えたら、蓋をして**圧力調理▶3分**にセットし、決定キーを押す。

4　スイッチが切れたら蓋を開け、**鍋モード▶火力5**にしてひと煮立ちさせる。器に盛り、好みで香菜を添える。

\ 完成! /

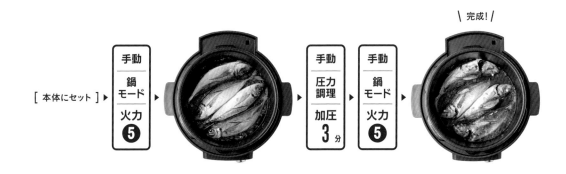

[本体にセット]▶ | 手動 / 鍋モード / 火力 ❺ ▶ | 手動 / 圧力調理 / 加圧 **3**分 ▶ | 手動 / 鍋モード / 火力 ❺ ▶

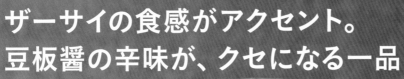

ザーサイの食感がアクセント。
豆板醤の辛味が、クセになる一品

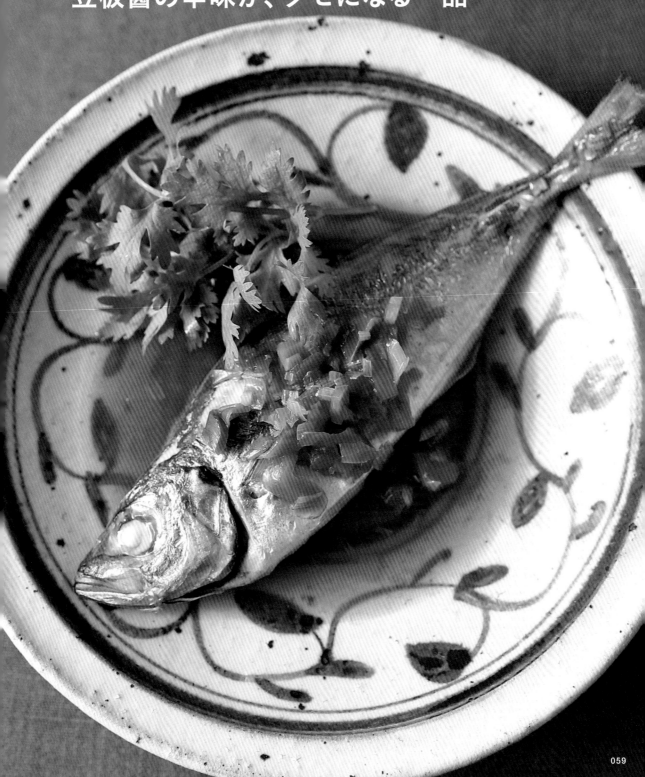

糖質	**2.6** g	エネルギー	**172** kcal	調理時間	**47** 分 (昇温 **15** 分 + 加圧 **2** 分 + 減圧 **30** 分)

いわしの梅茶煮

材料 (4人分)
いわし…8尾
しょうが…1かけ
梅干し…2個
緑茶…1と1/4カップ
しょうゆ…小さじ4
みりん…小さじ2

作り方

1 いわしは頭を切り落とし、腹身を少し切って内臓を取り出して洗い、ペーパータオルで水けを拭き取る。しょうがは薄切りにする。

2 内鍋に緑茶、しょうゆ、みりんを入れて混ぜ、いわしを頭と尾の向きが交互になるように加えたら、しょうが、ちぎった梅干しと種を散らし、[本体にセット]する。蓋をして**圧力調理▶2分**にセットし、決定キーを押す。

3 スイッチが切れたら蓋を開けて**鍋モード▶火力5**にし、ひと煮立ちさせ、器に盛る。

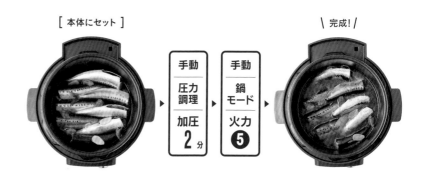

[本体にセット]　　　　　　　　　　　　　　\ 完成! /

手動　圧力調理　加圧　**2**分　▶　手動　鍋モード　火力　**❺**

お茶で煮るから生臭さが抑えられ、
さわやかな味わいに。梅干しの風味も◎

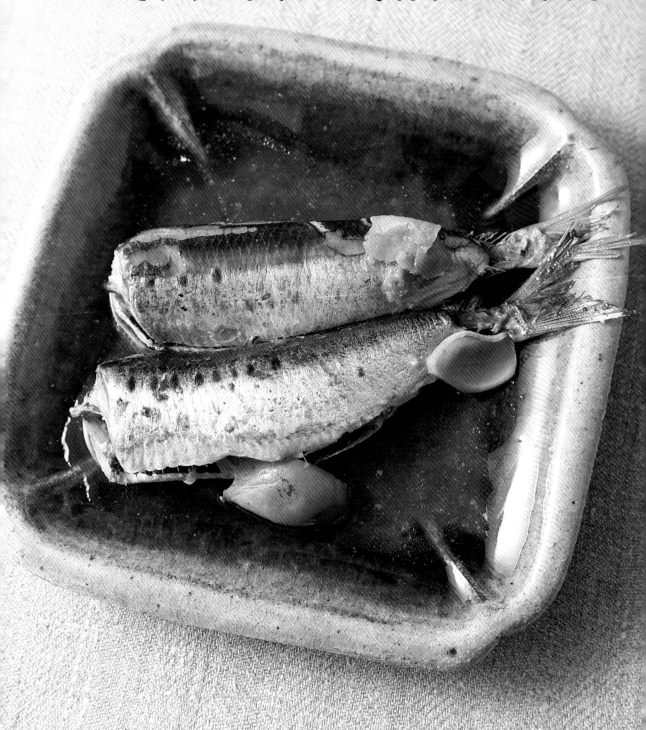

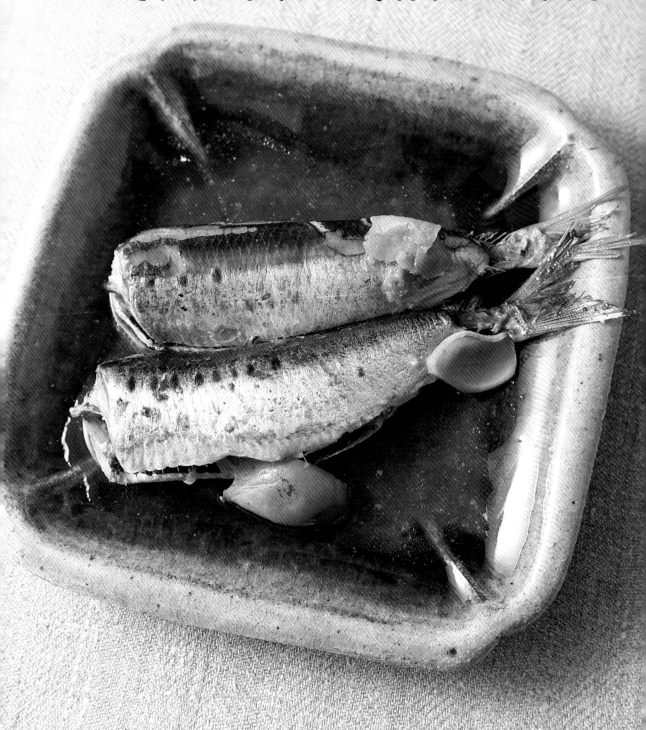

糖質	2.4 g	エネルギー	199 kcal	調理時間	47 分（昇温 15 分＋加圧 2 分＋減圧 30 分）

いわしのレモンオイル煮

材料 (4人分)

いわし…8尾
塩…小さじ1
こしょう…少々
Ⓐ
　オリーブオイル…大さじ1
　白ワイン…大さじ2
　レモン汁…大さじ1
　水…1と1/2カップ
レモン(輪切り)… 4枚
ディル…少々

作り方

1　いわしは頭を切り落とし、腹身を少し切って内臓を取り出して洗う。ペーパータオルで水けを拭き取り、塩、こしょうをして10分ほどおく。

2　内鍋にⒶを入れて混ぜ、ペーパータオルで軽く水けを押さえたいわしを頭と尾の向きが交互になるように加えたら、レモンをのせて[本体にセット]する。蓋をして**圧力調理▶2分**にセットし、決定キーを押す。

3　スイッチが切れたら蓋を開けて器に盛り、刻んだディルをのせる。

[本体にセット]　　　　　　　　　　　　　　　\ 完成! /

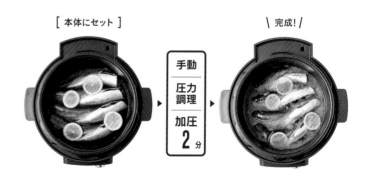

手動
圧力
調理
加圧
2分

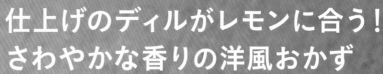
仕上げのディルがレモンに合う！
さわやかな香りの洋風おかず

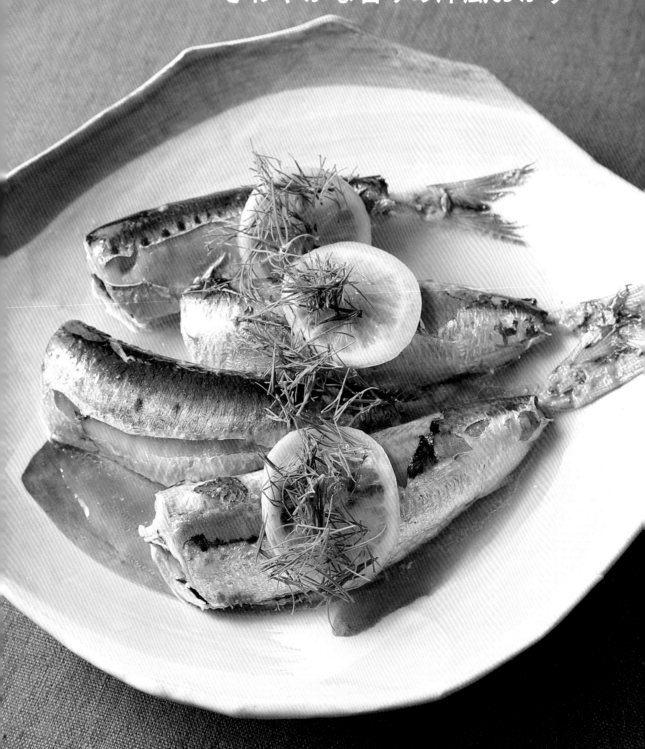

糖質	エネルギー	調理時間
4.1 g	**227** kcal	**50** 分（昇温 **15** 分 + 加圧 **5** 分 + 減圧 **30** 分）

いかのけんちん詰め煮

材料 (4人分)

木綿豆腐…1丁（300g）
いか…小8杯
長ねぎ…1/4本
えのきだけ…80g
サラダ油…小さじ2
塩…少々
卵… 1個

Ⓐ
水… 1/2カップ
酒・しょうゆ…各大さじ2
砂糖…小さじ2

作り方

1 豆腐はペーパータオルに包んで重しをし、15分ほどおいて水けをきる。いかは足を引き抜いて内臓を切り、足を細かく刻む。長ねぎは粗みじん切りにし、えのきは1cm幅に切る。

2 フライパンを熱してサラダ油をひき、長ねぎを炒める。豆腐を崩しながら加え、水けを飛ばすように炒め、いかの足、えのきを加えてさらに炒める。塩、溶き卵を加えて炒め合わせ、冷ます。冷めたら8等分に分けていかの胴に詰め、爪楊枝で止める。

3 内鍋にⒶを入れて混ぜ、**2**を加えて[本体にセット]する。蓋をして**圧力調理▶5分**にセットし、決定キーを押す。

4 スイッチが切れたら蓋を開け、**鍋モード▶火力5**にしてひと煮立ちさせる。好みで食べやすく切り、器に盛る。

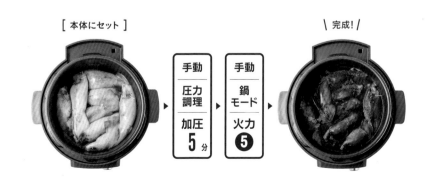

[本体にセット]　手動 圧力調理 加圧 **5**分　▶　手動 鍋モード 火力 **5**　▶　\ 完成! /

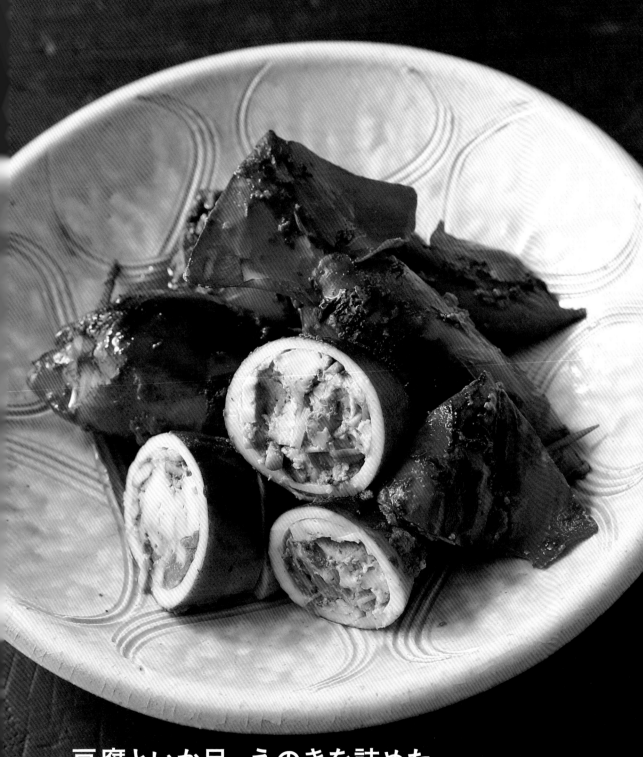

豆腐といか足、えのきを詰めた、
甘辛味で食べ応えのある一品

糖質	**5.5** g	エネルギー	**212** kcal	調理時間	**55** 分（昇温 **15** 分 + 加圧 **10** 分 + 減圧 **30** 分）

たこのやわらか煮

材料 (4人分)

大豆(乾)…80g
ゆでだこ(足)…500g
しょうが…1/2かけ
水…2/3カップ
酒…大さじ2
しょうゆ…大さじ1
砂糖…小さじ4

作り方

1　大豆は洗い、一晩水につけ、水けをきる。たこは大きめのぶつ切りにし、しょうがはせん切りにする。

2　内鍋に水、酒、しょうゆ、砂糖を入れて混ぜ、**1**を加えて[本体にセット]する。蓋をして**圧力調理▶10分**にセットし、決定キーを押す。

3　スイッチが切れたら蓋を開け、**鍋モード▶火力5**にして煮立て、煮汁を煮詰め、器に盛る。

[本体にセット]　　　　　　　　　　　　　　　　　　　\ 完成! /

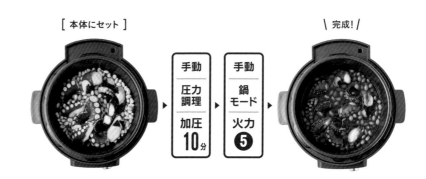

手動 圧力調理 加圧 **10**分 ▶ 手動 鍋モード 火力 **❺**

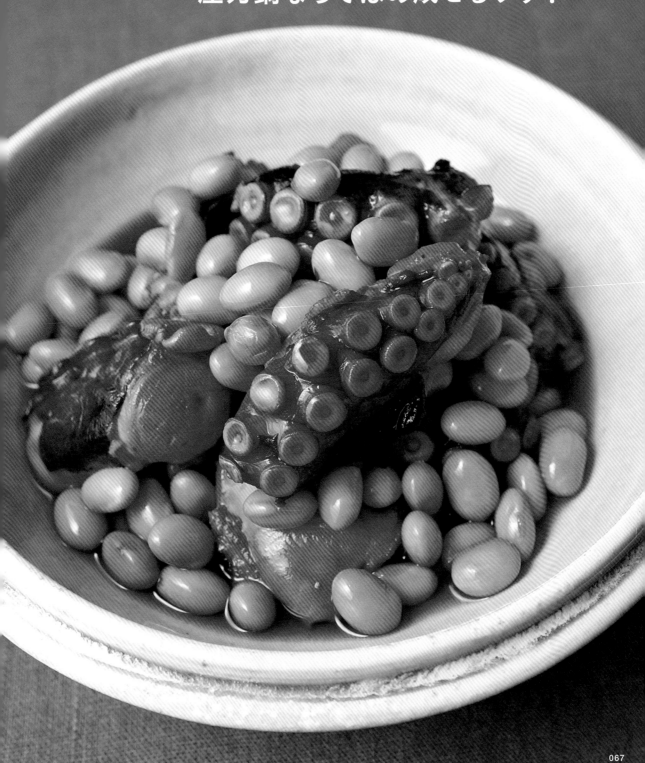

大豆は短時間&たこはやわらか。
圧力鍋ならではの成せるワザ！

糖質オフのタレ&ソース ❶

市販のソースやタレは、糖質が高いものが多いので、糖質を抑えた
タレ&ソースを手作りしてみて。シンプルな野菜もぐっとおいしくなります。

アボカドタルタル

全量
糖質：5.9g　エネルギー：493kcal

材料 (作りやすい分量)
アボカド…小1/2個
玉ねぎ（みじん切り）…大さじ1
マヨネーズ…50g
無調整豆乳…大さじ2
粒マスタード…大さじ1/2
こしょう…少々

作り方
1 玉ねぎは水にさらして水けを絞る。アボカドはたたいて細かくする。
2 ボウルに**1**、残りの材料を入れ、混ぜ合わせる。

▼

\ 蒸し野菜と一緒に /
蒸しカリフラワー

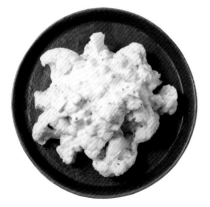

材料と作り方 (作りやすい分量)
内鍋に水1カップを入れて蒸しかごをセットし、小房に分けたカリフラワー適量をのせ、蓋をする。**蒸し料理▶5分**にセットし、蒸す。

※おすすめ野菜：ブロッコリー／アスパラガス／キャベツなど

エスニックダレ

全量
糖質：2.1g　エネルギー：408kcal

材料 (作りやすい分量)
香菜…20g　　　　　　ごま油…小さじ2
Ⓐ{ 水…大さじ1と1/2　　サラダ油…大さじ3
ナンプラー…大さじ1　赤唐辛子（輪切り）
レモン汁…大さじ1　　…1本分
にんにく（みじん切り）
…少々

作り方
1 香菜は粗く刻む。
2 ボウルに**Ⓐ**を入れて混ぜ、ごま油、サラダ油、**1**、赤唐辛子を加え、混ぜ合わせる。

▼

\ 蒸し野菜と一緒に /
蒸しチンゲン菜

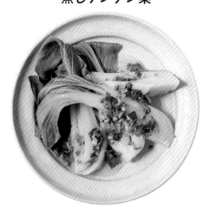

材料と作り方 (作りやすい分量)
内鍋に水1カップを入れて蒸しかごをセットし、4つ割りにしたチンゲン菜適量をのせ、蓋をする。**蒸し料理▶4分**にセットし、蒸す。

＊おすすめ野菜：豆苗／ゴーヤー／しめじ／もやしなど

PART 3

絶対食べたい！
野菜 の
糖質オフおかず

ダイエット中に陥りがちな、野菜不足を
解消できる、野菜メインのおかずです。
主役になるボリューム満点のおかずから、
副菜にぴったりなシンプルおかずまで、
幅広く紹介しています。

| 糖質 | **7.8** g | エネルギー | **101** kcal | 調理時間 | **47** 分（昇温 **15** 分＋加圧 **2** 分＋減圧 **30** 分） |

ラタトゥイユ

材料 (4人分)
玉ねぎ…1/2個
にんにく…1/2かけ
なす…3本
ズッキーニ…1本
セロリ…1本
パプリカ…1個
オリーブオイル…大さじ2
塩…小さじ1/2
こしょう…少々
トマト缶…200g
バジル…1枝分
ローリエ…1枚
タイム…少々

作り方
1　玉ねぎは2cm角に切り、にんにくは薄切りにする。なすはヘタを切り落とし、1.5cm幅の輪切りにする。ズッキーニは2.5cm幅の半月切りにする。セロリはぶつ切りにし、パプリカは乱切りにする。

2　内鍋ににんにく、オリーブオイルを入れて[本体にセット]し、**鍋モード▶火力5**で熱して玉ねぎを入れて炒める。しんなりしたら、なす、ズッキーニ、セロリ、パプリカを加えて炒め合わせ、スイッチを切る。塩、こしょう、トマト缶を加えて混ぜ、ちぎったバジル、ローリエ、タイムを加え、蓋をして**圧力調理▶2分**にセットし、決定キーを押す。

3　スイッチが切れたら蓋を開け、**鍋モード▶火力5**にし、ときどき混ぜながら軽く煮詰める。

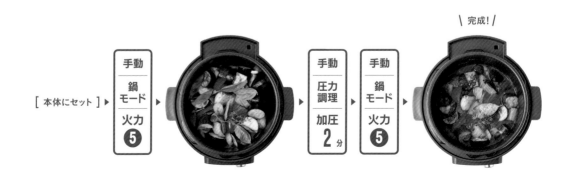

\ 完成! /

[本体にセット]▶ 手動 / 鍋モード / 火力 ❺ ▶ ▶ 手動 / 圧力調理 / 加圧 **2**分 ▶ 手動 / 鍋モード / 火力 ❺ ▶

野菜の甘みと旨味を存分に味わえる。
ダイエット中の野菜不足解消にも◎

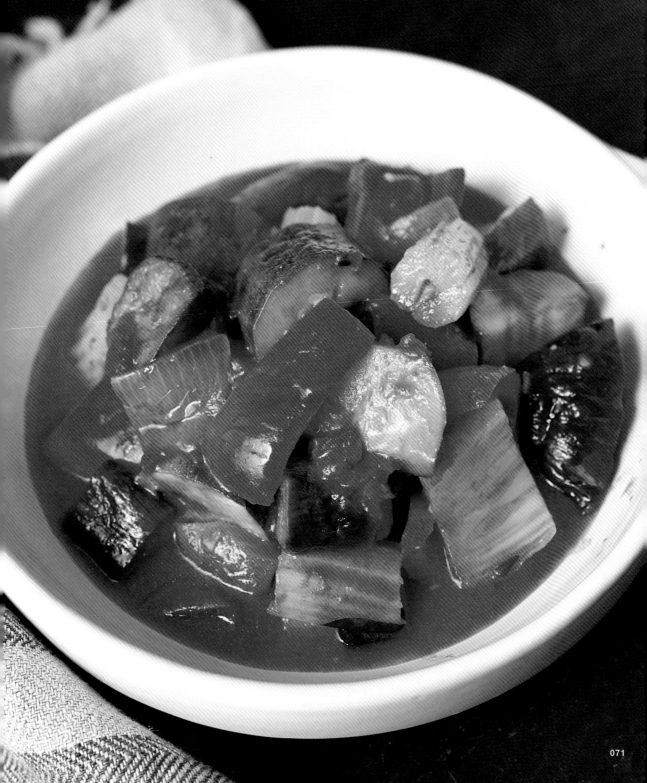

糖質 **10.0** g	エネルギー **159** kcal	調理時間 **49** 分（昇温 **15** 分＋加圧 **4** 分＋減圧 **30** 分）

ポトフ

材料（4人分）

セロリ…大1本
玉ねぎ…小1個（150g）
大根…5cm（200g）
白菜…6枚
にんじん…小1/2本（60g）
ベーコン（ブロック）…100g
- 水…3カップ
- 塩…小さじ1弱
❶ こしょう…少々
- コンソメスープの素（顆粒）
　　…小さじ1
にんにく…1/2かけ

作り方

1　セロリは4等分に切り、玉ねぎ、大根は十字に4等分に切り、白菜は半分に切る。にんじんは4等分の輪切りにし、ベーコンは拍子木切りにする。

2　内鍋に❶を入れて混ぜ、にんにく、**1**を加えて［本体にセット］する。蓋をして、**圧力調理▶4分**にセットし、決定キーを押す。

3　スイッチが切れたら蓋を開け、器に盛る。

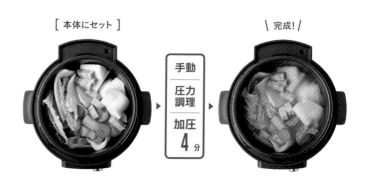

［ 本体にセット ］　　　　手動　圧力調理　加圧 **4** 分　　　　\ 完成！ /

ゴロッと大きく切った野菜も、
圧力鍋なら加圧4分で甘くてやわらかい！

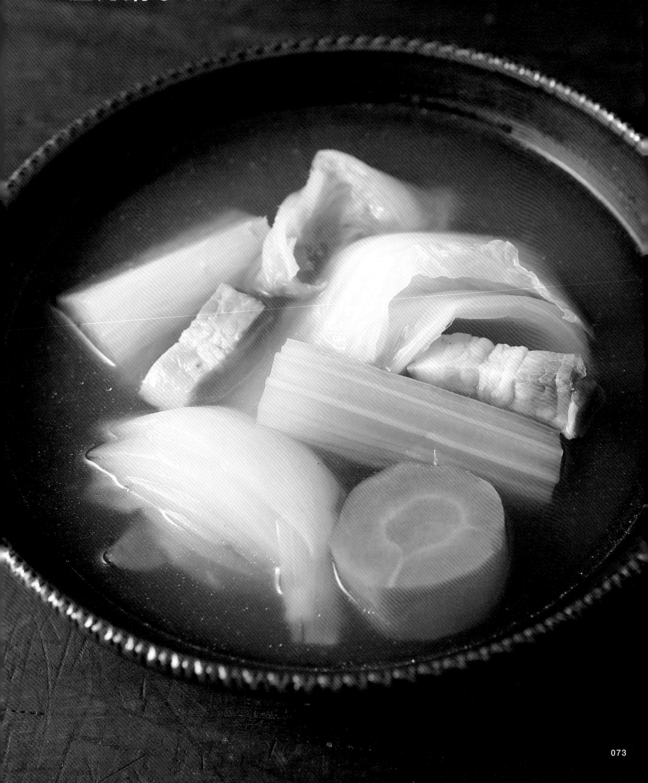

| 糖質 **9.1** g | エネルギー **194** kcal | 調理時間 **46** 分(昇温 **15**分+加圧 **1**分+減圧 **30**分) |

ボルシチ風スープ

材料 (4人分)
牛切り落とし肉…200g
塩・こしょう…各少々
玉ねぎ…1/2個
セロリ…1/2本
にんじん…40g
キャベツ…3枚
プレーンヨーグルト…大さじ6
オリーブオイル…大さじ1
にんにく(薄切り)…2枚
Ⓐ
　水…3と1/2カップ
　コンソメスープの素(顆粒)
　　…小さじ1
　トマトピューレ…2/3カップ
　赤唐辛子…1本
　塩…小さじ1
　ローリエ…1枚

作り方
1　牛肉は塩、こしょうをまぶす。玉ねぎ、セロリは太めのせん切りにし、にんじんは拍子木切りにする。キャベツはざく切りにする。ヨーグルトはペーパータオルの上にのせ、15分ほどおいて水きりする。

2　内鍋を[本体にセット]し、**鍋モード▶火力5**で熱してオリーブオイルをひき、牛肉を炒める。にんにく、玉ねぎ、セロリ、にんじん、キャベツを順に入れて炒め、スイッチを切る。

3　**2**にⒶを加え、蓋をして**圧力調理▶1分**にセットし、決定キーを押す。

4　スイッチが切れたら蓋を開けて器に盛り、**1**のヨーグルトをのせる。

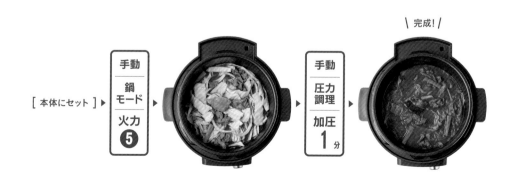

[**本体にセット**]▶ 手動 鍋モード 火力 ❺ ▶ 手動 圧力調理 加圧 **1**分 ▶ \ 完成! /

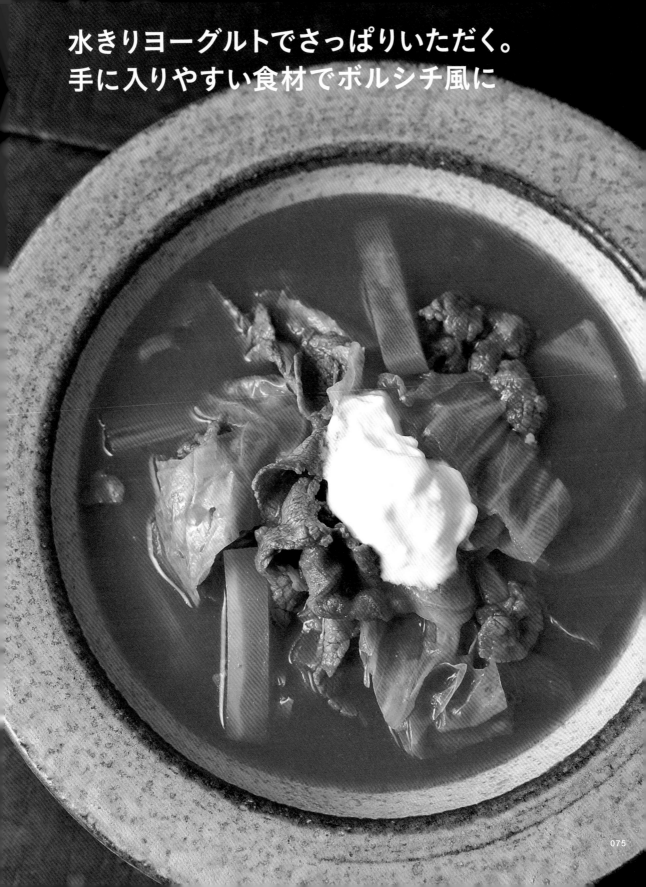

水きりヨーグルトでさっぱりいただく。
手に入りやすい食材でボルシチ風に

| 糖質 | **6.0** g | エネルギー | **225** kcal | 調理時間 | **47** 分(昇温 **15** 分+加圧 **2** 分+減圧 **30** 分) |

ごろごろけんちん汁

材料 (4人分)

鶏もも肉…小1枚
こんにゃく…1/2枚
大根…300g
にんじん…小1/2本(60g)
ごぼう…50g
しいたけ…4枚
長ねぎ…1/4本
ごま油…小さじ2
だし汁…3カップ
酒…大さじ1
塩…小さじ1/2
しょうゆ…大さじ1
木綿豆腐…1/2丁
七味唐辛子…適宜

作り方

1 鶏肉は一口大に切る。こんにゃくは手でちぎってから塩適量 (分量外)でもみ洗いし、水で流す。大根、にんじん、ごぼうは乱切りにし、しいたけは半分に切る。長ねぎは小口切りにする。

2 内鍋を[本体にセット]し、**鍋モード▶火力5**で熱してごま油をひき、鶏肉を炒める。大根、にんじん、こんにゃく、ごぼうを加えて炒め、スイッチを切る。

3 **2**にしいたけ、だし汁、酒、塩、しょうゆを加え、蓋をして**圧力調理▶2分**にセットし、決定キーを押す。

4 スイッチが切れたら蓋を開け、**鍋モード▶火力5**にして煮立ったら、長ねぎ、一口大に手でちぎった豆腐を加え、3分ほど煮る。器に盛り、好みで七味唐辛子をふる。

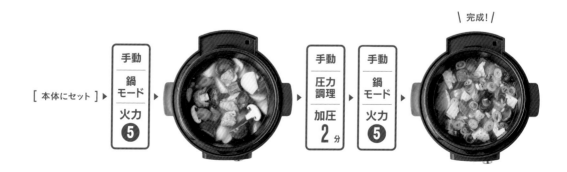

\ 完成! /

[本体にセット] ▶ 手動／鍋モード／火力 **5** ▶ 手動／圧力調理／加圧 **2** 分 ▶ 手動／鍋モード／火力 **5** ▶

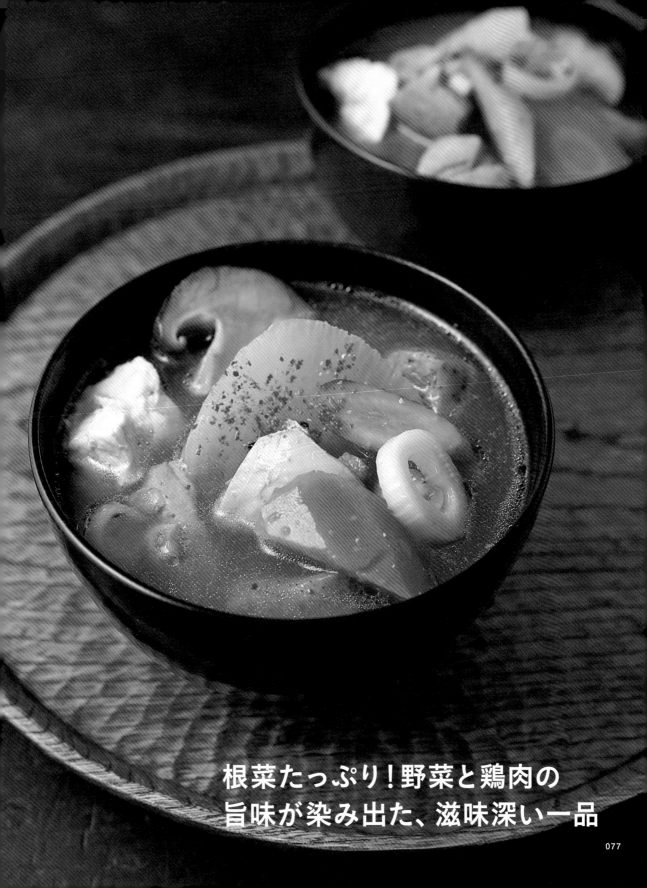

根菜たっぷり！野菜と鶏肉の
旨味が染み出た、滋味深い一品

糖質	**7.1** g	エネルギー	**179** kcal	調理時間	**49** 分（昇温 **15**分＋加圧 **4**分＋減圧 **30**分）

マーボー大根

材料（4人分）

大根…600g
豚ひき肉…200g
長ねぎ…1/4本
にんにく・しょうが…各1/2かけ
にら…30g
ごま油…大さじ1
豆板醤…小さじ1

A
水…1/3カップ
酒…大さじ2
中華スープの素（顆粒）
　…小さじ1/2
しょうゆ…大さじ2
砂糖…小さじ1/2

水溶き片栗粉
　…片栗粉小さじ2＋水大さじ2

作り方

1 大根は一口大に切り、長ねぎ、にんにく、しょうがはみじん切りにし、にらは3cm幅に切る。

2 内鍋を[本体にセット]し、**鍋モード▶火力5**で熱してごま油をひき、ひき肉を炒める。にんにく、しょうが、長ねぎ、豆板醤を加えて炒め、香りが出たら大根を加えて炒め、スイッチを切る。

3 **2**に**A**を加えて混ぜ、蓋をして**圧力調理▶4分**にセットし、決定キーを押す。

4 スイッチが切れたら蓋を開け、**鍋モード▶火力5**にして煮立ったら、水溶き片栗粉を加えてとろみをつける。にらを加えて混ぜ、ひと煮立ちさせたら器に盛る。

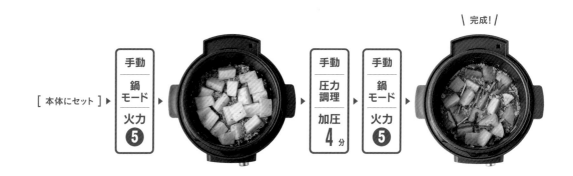

\ 完成! /

[本体にセット] ▶ 手動 鍋モード 火力 **5** ▶ 手動 圧力調理 加圧 **4**分 ▶ 手動 鍋モード 火力 **5** ▶

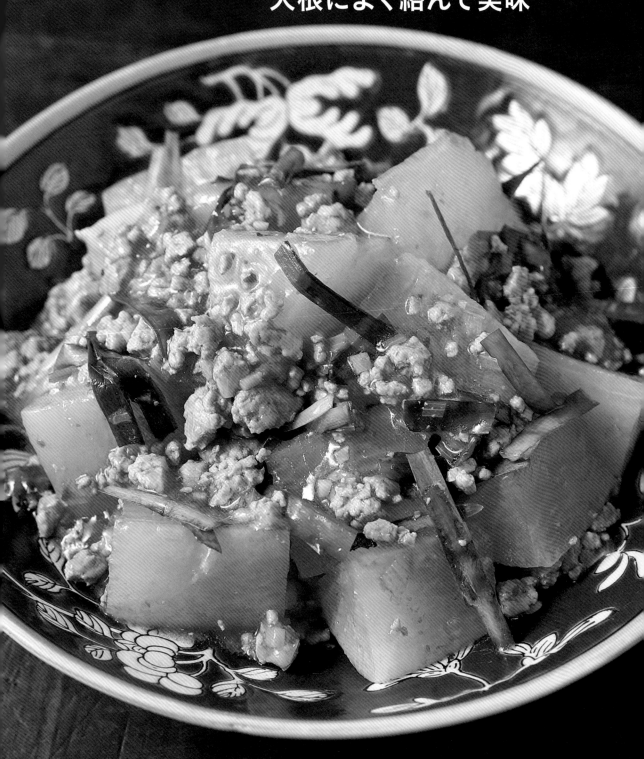

豚ひき肉のマーボーあんが
大根によく絡んで美味

糖質 **5.5** g	エネルギー **104** kcal	調理時間 **46** 分 (昇温 **15** 分＋加圧 **1** 分＋減圧 **30** 分)

白菜のクリーム煮

材料 (4人分)

白菜…600g
ハム… 4枚
塩…小さじ1/2
こしょう…少々
酒…大さじ2
生クリーム…1/4カップ
水溶き片栗粉
　　…片栗粉大さじ1＋水大さじ3

作り方

1　白菜は2cm幅の斜め切りにし、ハムは4等分に切る。

2　内鍋に白菜の間にハムを重なるように入れ、塩、こしょう、酒をふり入れ、[本体にセット]する。蓋をして、**圧力調理▶1分**にセットし、決定キーを押す。

3　スイッチが切れたら蓋を開け、**鍋モード▶火力5**にして生クリームを加える。煮立ったら水溶き片栗粉を加えてとろみをつけ、ひと煮立ちさせ、器に盛る。

[本体にセット]　　　　　　　　　　　　　　　　　　　＼ 完成! ／

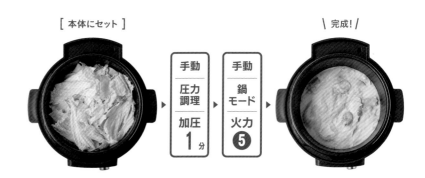

手動
圧力調理
加圧
1分

手動
鍋モード
火力
❺

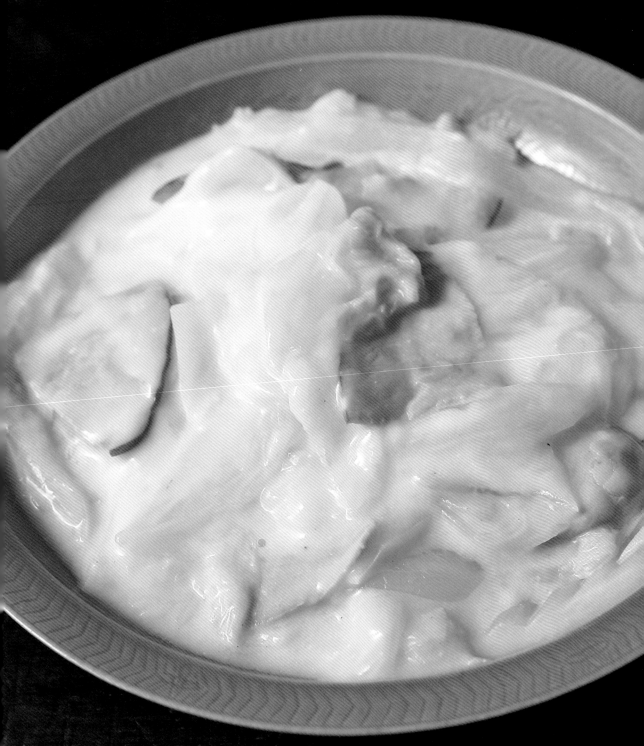

とろみのあるクリームでほっとする！
寒い日に食べたい温まるおかず

糖質	**4.6** g	エネルギー	**61** kcal	調理時間	**49** 分（昇温 **15** 分＋加圧 **4** 分＋減圧 **30** 分）

大根のねぎ塩煮

材料（4人分）

大根…600g
長ねぎ…1/3本
しょうが…1/2かけ
桜えび…大さじ2
ごま油…大さじ1
酒…大さじ2
水…1/4カップ
塩…小さじ1/2
こしょう…少々

作り方

1 大根は一口大の乱切りにし、長ねぎ、しょうがはみじん切りにする。桜えびはざく切りにする。

2 内鍋を［本体にセット］し、**鍋モード ▶火力5**で熱してごま油をひき、長ねぎ、しょうがを入れて炒める。香りが出たら桜えび、大根を加えて炒め、スイッチを切る。

3 **2**に酒、水、塩、こしょうを加えて混ぜ、蓋をして**圧力調理▶4分**にセットし、決定キーを押す。

4 スイッチが切れたら蓋を開け、器に盛る。

［ 本体にセット ］

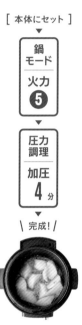

鍋モード
火力 **5**

↓

圧力調理
加圧 **4** 分

＼ 完成! ／

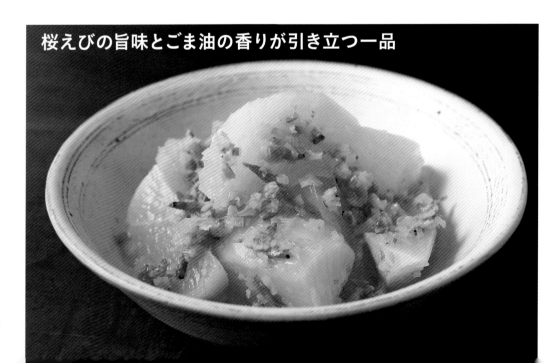

桜えびの旨味とごま油の香りが引き立つ一品

| 糖質 | **5.1** g | エネルギー | **65** kcal | 調理時間 | **46** 分（昇温**15**分＋加圧**1**分＋減圧**30**分） |

白菜と蒸しほたての煮物

材料（4人分）

白菜…600g
しょうが…1/2かけ
蒸しほたて…150g

A
| 酒…大さじ1
| だし汁…1/4カップ
| みりん…小さじ2
| 塩…小さじ1/3
| しょうゆ…小さじ1

作り方

1 白菜は4cm幅に切り、しょうがはせん切りにする。

2 内鍋に**A**を入れて混ぜ、**1**、ほたてを加えて［本体にセット］する。蓋をして**圧力調理▶1分**にセットし、決定キーを押す。

3 スイッチが切れたら蓋を開け、器に盛る。

［ 本体にセット ］

圧力
調理
─
加圧
1分

＼ 完成! ／

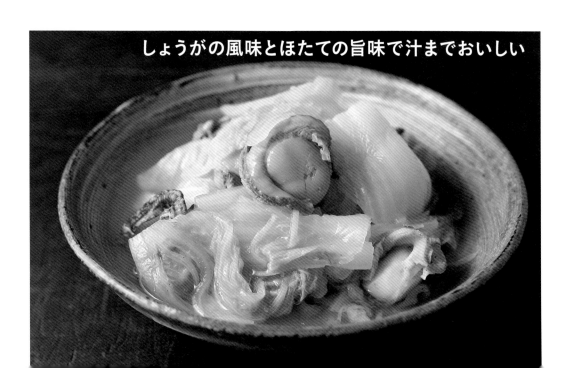

しょうがの風味とほたての旨味で汁までおいしい

糖質	**6.6** g	エネルギー	**49** kcal	調理時間	**46** 分（昇温 **15** 分＋加圧 **1** 分＋減圧 **30** 分）

なすの丸煮

材料（4人分）

なす…8個

Ⓐ
　水…1カップ
　酒…大さじ2
　しょうゆ…大さじ1と1/2
　砂糖…小さじ2

かつお節…1袋（4g）

みょうが…1個

青じそ…4枚

しょうが（すりおろし）…1かけ分

作り方

1 なすはヘタを切り落とす。

2 内鍋に**Ⓐ**を入れて混ぜ、**1**、かつお節を加え、アルミホイルで落とし蓋をし、［本体にセット］する。蓋をして**圧力調理▶1分**にセットし、決定キーを押す。

3 スイッチが切れたら蓋を開けてアルミホイルを外し、蓋を開けたまま**鍋モード▶火力5**にしてひと煮立ちさせる。

4 器に**3**を盛り、小口切りにしたみょうが、せん切りにした青じそ、しょうがをのせる。

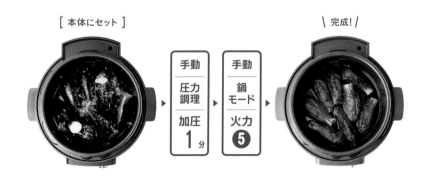

[本体にセット]　　手動 圧力調理 加圧 **1** 分　▶　手動 鍋モード 火力 **❺**　　＼ 完成！／

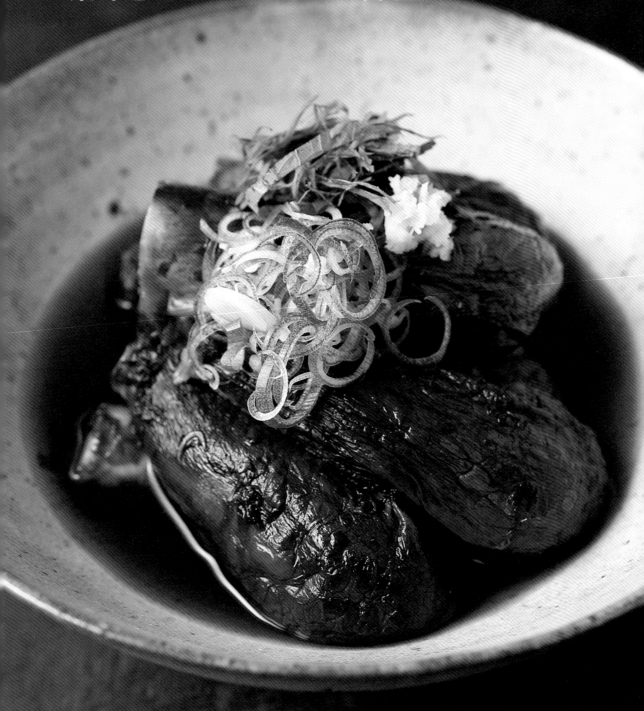

煮汁とかつお節で煮込むだけ！
薬味をたっぷりとのせて召し上がれ

糖質 **3.8** g	エネルギー **93** kcal	調理時間 **48** 分（昇温 **15** 分＋加圧 **3** 分＋減圧 **30** 分）

手羽中と
冬瓜のエスニック風煮
とうがん

材料（4人分）

冬瓜…700g
鶏手羽中…8個
しょうが…1かけ
赤唐辛子…1/2本

Ⓐ
水…1と1/4カップ
中華スープの素（顆粒）
　…小さじ1/4
酒…大さじ2
ナンプラー…大さじ1と1/2

作り方

1 冬瓜は種を取り除いて一口大に切り、皮を薄くむく。手羽中は骨に沿って切り目を入れる。しょうがは薄切りにし、赤唐辛子は斜め切りにする。

2 内鍋にⒶを入れて混ぜ、**1** を加えて[本体にセット]する。蓋をして**圧力調理▶3分**にセットし、決定キーを押す。

3 スイッチが切れたら蓋を開け、器に盛る。

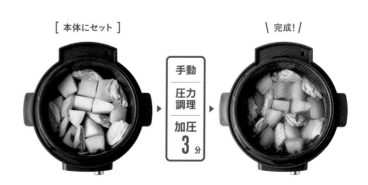

[本体にセット]　　手動 / 圧力調理 / 加圧 **3** 分　　\ 完成! /

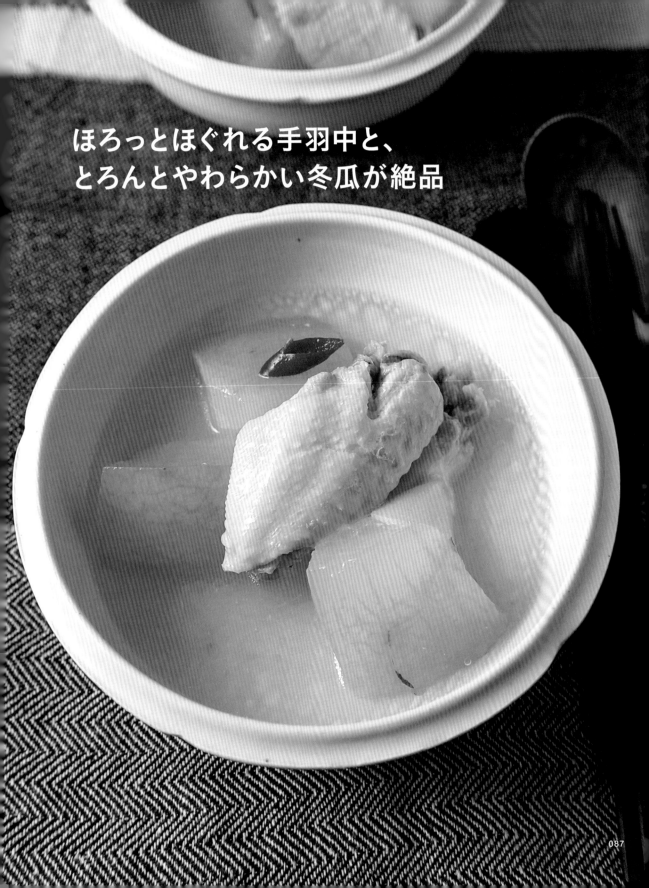

ほろっとほぐれる手羽中と、
とろんとやわらかい冬瓜が絶品

COLUMN 3

糖質オフのタレ&ソース ❷

糖質を抑えても満足感がしっかりあるタレ&ソースをご紹介。
野菜だけでなく、焼いた肉や魚にかけるなど、食べ方いろいろ！

バジルソース

全量
糖質：1.0g
エネルギー：695kcal

材料（作りやすい分量）
バジル…30g
にんにく（すりおろし）…1/2かけ分
パルメザンチーズ…大さじ1と1/2
塩…小さじ1/4
こしょう…少々
オリーブオイル…大さじ6

作り方
1 バジルは包丁でたたいて細かくする。
2 ボウルに**1**、残りの材料を入れ、混ぜ合わせる。

▼
＼蒸し野菜と一緒に／
蒸しズッキーニ

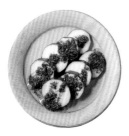

材料と作り方（作りやすい分量）
内鍋に水1カップを入れて蒸しかごをセットし、輪切りにしたズッキーニ適量をのせ、蓋をする。**蒸し料理▶3分**にセットし、蒸す。

※おすすめ野菜：ブロッコリー／アスパラガス／カリフラワーなど

きのこしょうゆソース

全量
糖質：5.8g
エネルギー：203kcal

材料（作りやすい分量）
まいたけ…1パック（100g）
油揚げ…1/2枚
ごま油…大さじ1
Ⓐ だし汁…1/2カップ
みりん・酢…各小さじ1
しょうゆ…大さじ1と1/2

作り方
1 まいたけは細かく刻み、油揚げは小さめの角切りにする。
2 フライパンを熱してごま油をひき、**1**を入れて炒める。まいたけがしんなりしたら**Ⓐ**を加えて混ぜ、煮立てる。

▼
＼蒸し野菜と一緒に／
蒸しもやし

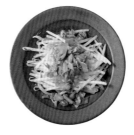

材料と作り方（作りやすい分量）
内鍋に水1カップを入れて蒸しかごをセットし、もやし適量をのせ、蓋をする。**蒸し料理▶5分**にセットし、蒸す。

※おすすめ野菜：白菜／小松菜／かぶなど

梅みそダレ

全量
糖質：12.3g
エネルギー：107kcal

材料（作りやすい分量）
梅干し…大1個
みそ…大さじ2
みりん…小さじ2
だし汁…大さじ5
かつお節…1/2袋（2g）

作り方
1 梅干しは種を取り除き、包丁でたたいて細かくする。
2 耐熱容器にみそ、みりん、だし汁を入れて混ぜ、みそを溶かす。ラップをせずに電子レンジで40秒加熱し、**1**、かつお節を加えて混ぜ合わせる。

▼
＼蒸し野菜と一緒に／
蒸しオクラ

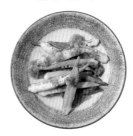

材料と作り方（作りやすい分量）
内鍋に水1カップを入れて蒸しかごをセットし、がくをむいて縦半分に切ったオクラ適量をのせ、蓋をする。**蒸し料理▶3分**にセットし、蒸す。

※おすすめ野菜：白菜／小松菜／かぶ／大根など

PART 4

まとめて作ってアレンジ！
肉 & 魚 の
作りおきおかず

じっくりコトコト加熱が必要なおかずも
電気圧力鍋で手軽にできる作りおきおかずと、
そのアレンジレシピをご紹介。
食事作りが面倒な日に大活躍だから
無理なく飽きずに糖質オフが続けられます。

全量 糖質	**4.0** g	全量 エネルギー	**1436** kcal	調理時間	**60** 分（昇温 **15** 分＋加圧 **15** 分＋減圧 **30** 分）

塩豚

保存期間

冷蔵：4〜5日　冷凍：3週間

材料（作りやすい分量）

豚肩ロースかたまり肉…600g

❹
| 塩…小さじ2
| 砂糖…小さじ1
| こしょう…少々

水…4カップ

しょうが…1/2かけ

作り方

1　豚肉に混ぜ合わせた❹を擦り込み、冷蔵庫に一晩おく。

2　内鍋に水、薄切りにしたしょうが、表面の水けをペーパータオルで拭いた**1**を入れ、[本体にセット]する。蓋をして**圧力調理▶15分**にセットし、決定キーを押す。スイッチが切れたら蓋を開けて冷ます。

3　**2**が冷めたら、ゆで汁ごと保存容器に入れて冷蔵保存する。または薄切りにしてラップで平らに包み、冷凍用保存袋に入れて冷凍保存する。

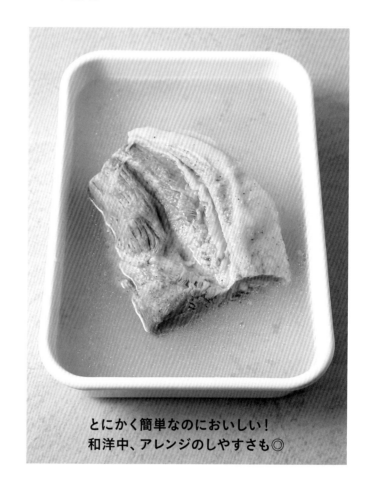

とにかく簡単なのにおいしい！
和洋中、アレンジのしやすさも◎

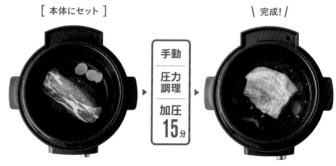

[本体にセット]　　　　　　　　　　　　\ 完成！ /

手動
圧力
調理
加圧
15分

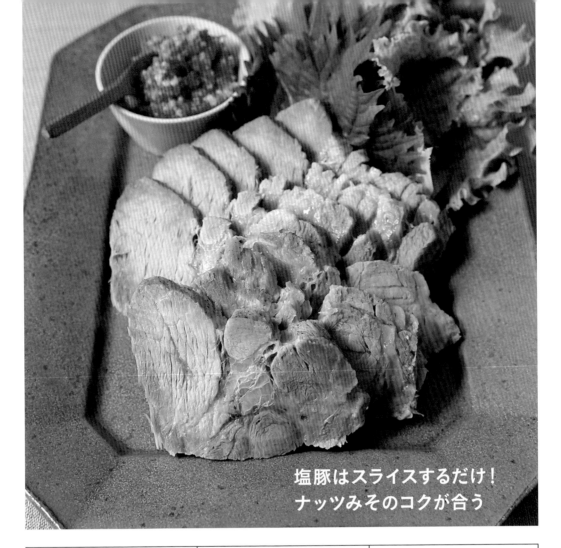

塩豚はスライスするだけ！
ナッツみそのコクが合う

塩豚の食べ方アレンジ①	糖質	4.8 g	エネルギー	403 kcal

塩豚の葉っぱ包み

材料（2人分）

塩豚（P90）…200g

好みの葉野菜（プリーツレタス、
　青じそなど）…適量

ナッツみそ

　みそ…大さじ1

　みりん・オリーブオイル
　　…各小さじ1

　ミックスナッツ（ロースト／無塩）
　　…15g（アーモンドまたはくるみ
　　でもOK）

作り方

1　ナッツみそを作る。耐熱ボウルにみそ、みりんを入れて混ぜ、ラップをせずに電子レンジで10秒加熱する。細かく砕いたナッツ、オリーブオイルを加え、混ぜる。

2　塩豚を食べやすく切って器に盛り、葉野菜、1を添える。

塩豚とズッキーニのレモン炒め

材料 (2人分)
塩豚 (P90) … 150g
ズッキーニ … 1本
レモン (輪切り) … 4枚
バター … 小さじ2
塩・こしょう … 各少々

作り方
1 塩豚は薄切りにし、ズッキーニは長さを半分に切り、短冊切りにする。レモンは半月切りにする。
2 フライパンを熱してバターを溶かし、ズッキーニを炒める。塩豚、レモンを加えて炒め合わせ、塩、こしょうで調味する。

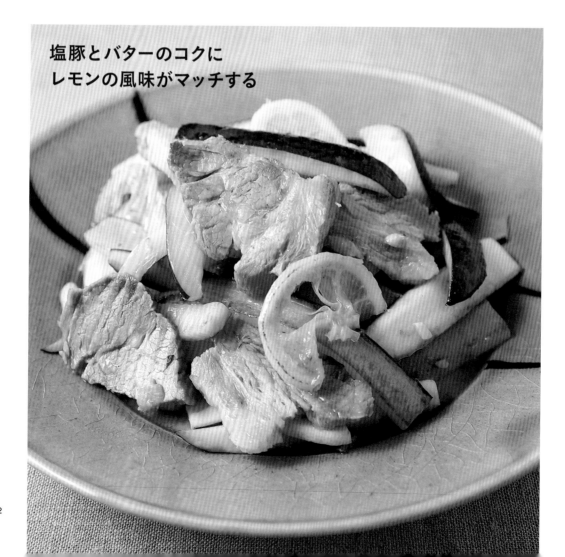

塩豚とバターのコクに
レモンの風味がマッチする

塩豚の食べ方アレンジ③	糖質	4.4 g	エネルギー	178 kcal

塩豚とかぶのからし酢和え

材料（2人分）
塩豚（P90）…100g
かぶ…2個
塩…少々

Ⓐ
練りがらし…少々
酢…大さじ1
砂糖…小さじ1
塩…少々

作り方
1 かぶは薄切りにし、塩をふって混ぜてしんなりさせ、水けを軽く絞る。塩豚は薄切りにする。
2 ボウルに塩豚、Ⓐを入れて混ぜ合わせ、かぶを加えて和える。

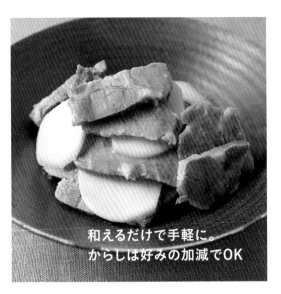

和えるだけで手軽に。
からしは好みの加減でOK

塩豚の食べ方アレンジ④	糖質	3.1 g	エネルギー	210 kcal

塩豚のごまダレサラダ

材料（2人分）
塩豚（P90）…100g
レタス…2枚
水菜…50g
ドレッシング
　練りごま…大さじ1/2
砂糖…小さじ1/4
酢…小さじ1
しょうゆ…小さじ1/2
ごま油…小さじ1/2
水…小さじ1

作り方
1 塩豚は拍子木切りにする。水菜は4cm長さに切り、レタスは食べやすくちぎる。
2 ドレッシングを作る。練りごま、砂糖を混ぜ、酢、しょうゆ、ごま油、水を順に加えながら混ぜ合わせる。
3 器に**1**を盛り合わせ、**2**を回しかける。

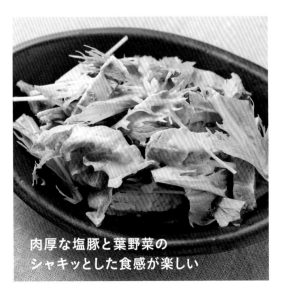

肉厚な塩豚と葉野菜の
シャキッとした食感が楽しい

全量 糖質	**4.0** g	全量 エネルギー **1275** kcal	調理時間	**60** 分（昇温 **15** 分＋加圧 **15** 分＋減圧 **30** 分）

牛すじ煮

保存期間

冷蔵：3〜4日　冷凍：3週間

材料（作りやすい分量）

牛すじ肉…800g

しょうが…1かけ

水…4カップ

酒…大さじ3

塩…小さじ1/2

長ねぎの青い部分…10cm

作り方

1 牛すじはさっとゆで、ざるに上げる。しょうがは薄切りにする。

2 内鍋に水、酒、塩を入れて混ぜ、**1**、長ねぎを加え、[本体にセット]する。蓋をして**圧力調理▶15分**にセットし、決定キーを押す。スイッチが切れたら蓋を開けて冷ます。

3 **2**が冷めたら、長ねぎを取り出し、ゆで汁ごと保存容器に入れて冷蔵保存する。またはゆで汁ごと冷凍用保存袋に入れて冷凍保存する。

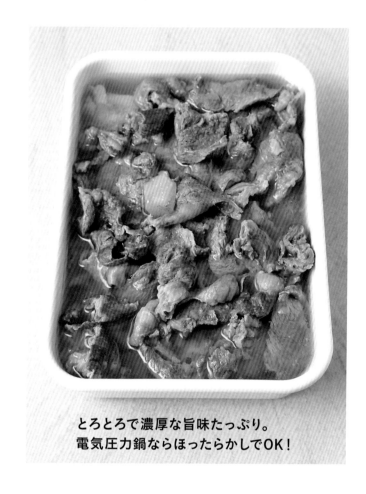

とろとろで濃厚な旨味たっぷり。
電気圧力鍋ならほったらかしでOK！

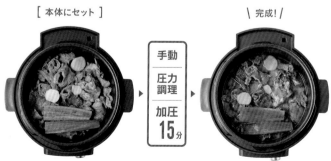

[本体にセット]　　手動 圧力調理 加圧 **15**分　　＼ 完成！／

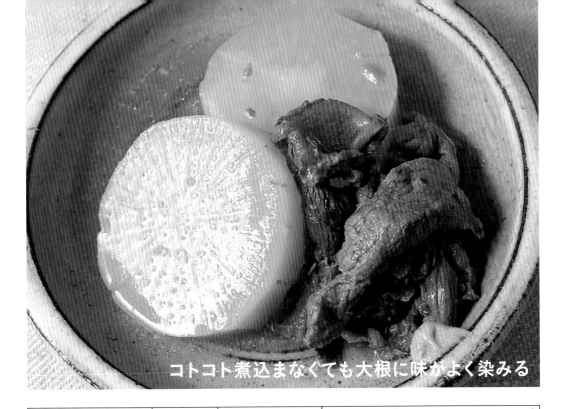

コトコト煮込まなくても大根に味がよく染みる

牛すじ煮の食べ方アレンジ①	糖質 **7.6** g	エネルギー **119** kcal	調理時間 **49**分（昇温**15**分＋加圧 **4**分＋減圧**30**分）

牛すじおでん

材料（4人分）

大根…800g
牛すじ煮（P94）…400g

Ⓐ
牛すじ煮のゆで汁
　…1と1/4カップ
みりん…大さじ1
塩…小さじ1弱
しょうゆ…小さじ1と1/2

練りがらし…適宜

作り方

1 大根は2cm厚さの輪切りにし、十文字にかくし包丁を入れる。牛すじ煮は大きければ食べやすく切る。

2 内鍋に**Ⓐ**を入れて混ぜ、**1**を加え、[本体にセット]する。蓋をして圧力調理▶4分にセットし、決定キーを押す。

3 スイッチが切れたら蓋を開けて器に盛り、好みで練りがらしを添える。

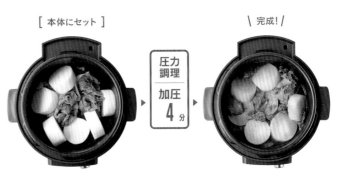

[本体にセット]　　圧力調理 加圧 **4**分　　＼ 完成！／

| 牛すじ煮の食べ方アレンジ ② | 糖質 **4.6** g | エネルギー **146** kcal | 調理時間 **48**分（昇温 **15**分＋加圧 **3**分＋減圧 **30**分） |

牛すじ煮込み

材料（4人分）

牛すじ煮（P94）…300g
こんにゃく…1枚
ごぼう…50g
赤唐辛子…1本
にんにく…1/4かけ
Ⓐ 牛すじ煮のゆで汁…1/2カップ
　 砂糖…大さじ1
　 しょうゆ…大さじ2

作り方

1 牛すじ煮は大きければ食べやすく切る。こんにゃくは手でちぎり、ゆでる。ごぼうは乱切りにし、赤唐辛子、にんにくは半分に切る。

2 内鍋にⒶを入れて混ぜ、**1**を加えて[本体にセット]する。蓋をして**圧力調理▶3分**にセットし、決定キーを押す。

3 スイッチが切れたら蓋を開けて**鍋モード▶火力5**にし、沸騰後3～4分煮て器に盛る。

\ 完成! /

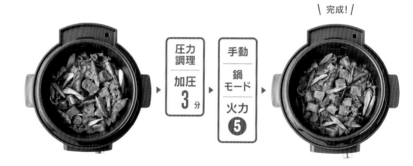

甘辛い煮汁が絡んでも
糖質オフ！お酒にも合う！

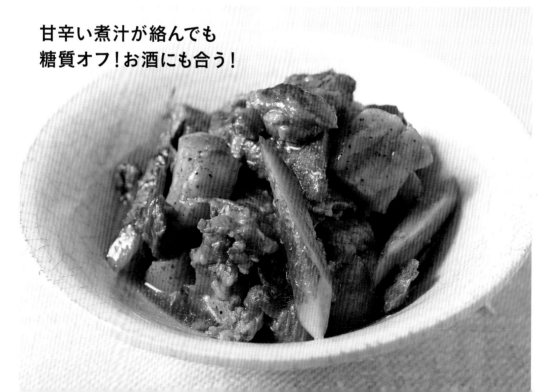

牛すじ煮の食べ方アレンジ③	糖質	0.5 g	エネルギー	97 kcal

牛すじスープ

材料（2人分）

牛すじ煮（P94）…100g　　塩…小さじ1/4
牛すじ煮のゆで汁　　　　　こしょう…少々
　…2カップ　　　　　　　しょうゆ…小さじ1/2
豆もやし…100g　　　　　　白炒りごま…少々

作り方

1　牛すじ煮は大きければ食べやすく切る。
2　鍋に牛すじ煮のゆで汁を入れて火にかけ、煮立ったらもやし、1を加えて煮る。塩、こしょう、しょうゆで味をととのえる。
3　器に2を盛り、白炒りごまを指でひねりながらふりかける。

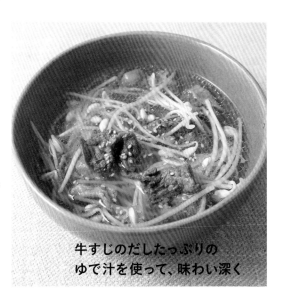

牛すじのだしたっぷりの
ゆで汁を使って、味わい深く

牛すじ煮の食べ方アレンジ④	糖質	1.4 g	エネルギー	139 kcal

牛すじと万能ねぎの四川中華和え

材料（2人分）

牛すじ煮（P94）…150g　　にんにく（みじん切り）
万能ねぎ…20g　　　　　　　…薄切り1枚分
　｜ しょうゆ…小さじ2　　ごま油…小さじ1/2
Ⓐ｜ 酢…小さじ1/2　　　　粉山椒・ラー油
　｜ 豆板醤…少々　　　　　　…各少々

作り方

1　牛すじ煮は食べやすい大きさに切る。万能ねぎは斜め切りにする。
2　ボウルにⒶを入れて混ぜ合わせ、1を加えてさっくり和え、器に盛る。

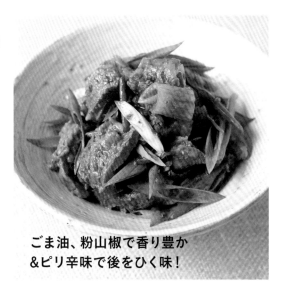

ごま油、粉山椒で香り豊か
&ピリ辛味で後をひく味！

全量 糖質	9.0 g	全量 エネルギー	803 kcal	調理時間	85 分 (昇温 15分 + 加圧 40分 + 減圧 30分)

コンビーフ

保存期間
冷蔵：5〜6日　冷凍：3週間

材料 (作りやすい分量)
牛すねかたまり肉…500g

Ⓐ
水…1カップ
塩…30g
砂糖…小さじ1

Ⓑ
にんにく (薄切り)…1かけ分
ローリエ…1枚
クローブ…2本
オールスパイス…小さじ1/6
ブラックペッパー (ホール)
　…10粒

Ⓒ
水…4カップ
玉ねぎ (ざく切り)…1/4個分
ブラックペッパー (ホール)
　…5粒
ローリエ…1枚
クローブ…2本
にんにく…1/2かけ

作り方
1 鍋にⒶを入れて混ぜ、火にかける。ひと煮立ちさせたら火から外し、Ⓑを加えて混ぜ合わせ、冷ます。

2 牛肉は半分に切り、ジッパーつき保存袋に**1**とともに入れ、冷蔵庫で3〜5日漬ける。1日1回取り出し、軽くもむ。

3 ゆでる1時間ほど前に**2**をさっと洗い、たっぷりの水に1時間ほどつけて塩抜きする。その間、3回ほど水を取り替える。

4 内鍋にⒸ、**3**を入れ、[本体にセット]する。蓋をして**圧力調理▶40分**にセットし、決定キーを押す。スイッチが切れたら蓋を開けて冷ます。

5 **4**が冷めたら細かくほぐして保存容器に入れ、ゆで汁大さじ4を加えて混ぜ合わせ、冷蔵庫に一晩おく。そのまま冷蔵保存または、小分けにラップに包んでから冷凍用保存袋に入れ、冷凍保存する。ゆで汁は濾してスープやカレー、ポトフなどに使える。

[本体にセット]

手動
圧力
調理
加圧
40分

\ 完成! /

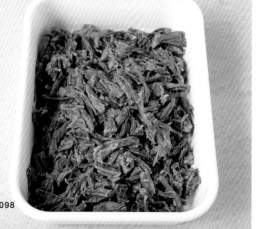

豊かな旨味としっかりとした食感は電気圧力鍋ならでは!

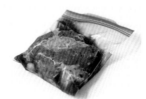
保存袋に入れたら、空気を抜いて口を閉じます。1日1回もんで、味をなじませて。

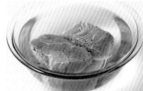
調味液につけた牛肉はそのまま調理すると塩辛いので、たっぷりの水で塩抜きを。

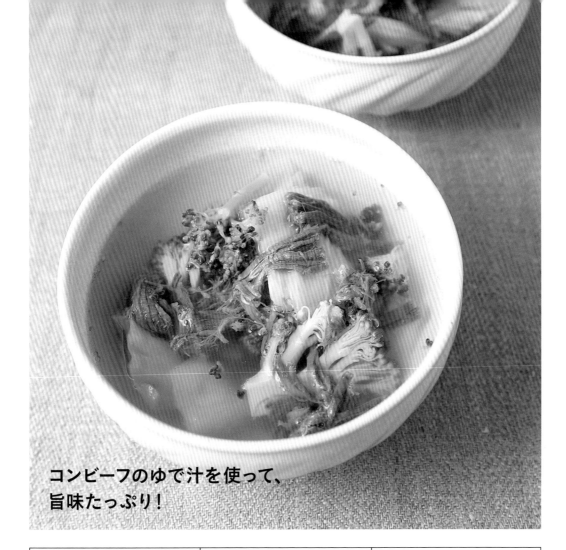

コンビーフのゆで汁を使って、
旨味たっぷり！

コンビーフの食べ方アレンジ①	糖質	**2.6** g	エネルギー	**61** kcal

コンビーフスープ

材料（2人分）

コンビーフ（P98）…50g
キャベツ…1枚
ブロッコリー…80g
コンビーフのゆで汁…2カップ
こしょう…少々

作り方

1 キャベツは2cm四方に切る。ブロッコリーは小房に分け、さらに食べやすく切る。

2 鍋にコンビーフのゆで汁を入れて火にかけ、煮立ったら**1**とコンビーフを加えて煮る。こしょうをふり、器に盛る。

コンビーフと紫玉ねぎの粒マスタード和え

材料（2人分）
コンビーフ（P98）…100g
紫玉ねぎ…1/6個
マヨネーズ…小さじ2
粒マスタード…小さじ1と1/2

作り方
1 紫玉ねぎは薄切りにし、水にさらして水けをしっかり拭き取る。
2 ボウルにコンビーフ、マヨネーズ、粒マスタードを入れて混ぜ、**1**を加えて和える。

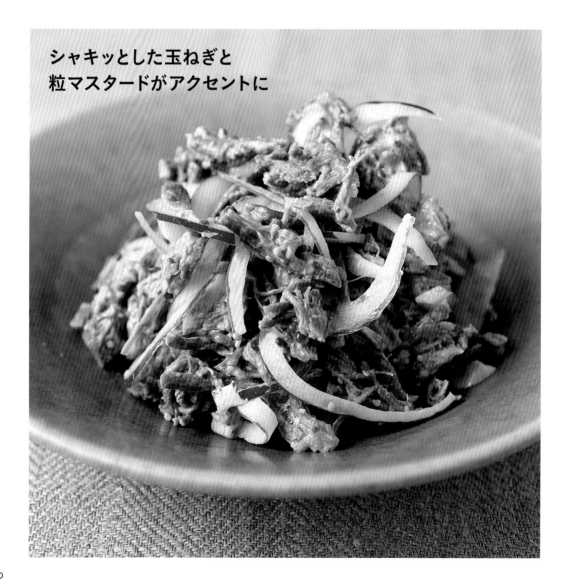

シャキッとした玉ねぎと
粒マスタードがアクセントに

コンビーフの食べ方アレンジ ③	糖質	1.9 g	エネルギー	123 kcal

コンビーフとセロリのきんぴら

材料（2人分）

コンビーフ（P98）…100g　セロリ…1本
しょうゆ…小さじ1　オリーブオイル
カレー粉…小さじ1/5　　…小さじ2

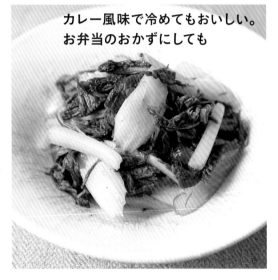

カレー風味で冷めてもおいしい。
お弁当のおかずにしても

作り方

1 セロリは筋を取り除いて斜め切りにし、葉は食べやすく切る。

2 フライパンを熱してオリーブオイルをひき、1を炒め、コンビーフ、しょうゆ、カレー粉を加えて炒め合わせる。

コンビーフの食べ方アレンジ ④	糖質	1.2 g	エネルギー	130 kcal

和風ユッケ

材料（2人分）

コンビーフ（P98）…100g　ごま油…小さじ1
柚子こしょう…小さじ1/4　卵黄…1個
しょうゆ…小さじ1/2　水菜…適量（10g）

作り方

1 ボウルにコンビーフ、柚子こしょう、しょうゆ、ごま油を入れて混ぜ合わせる。

2 器に1を盛り、真ん中に卵黄をのせ、4cm幅に切った水菜を添える。

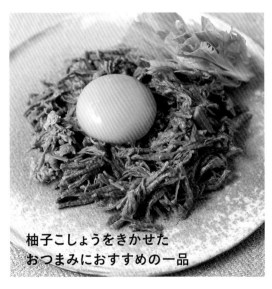

柚子こしょうをきかせた
おつまみにおすすめの一品

全量 糖質	**5.2** g	全量 エネルギー	**513** kcal	調理時間	**47** 分（昇温 **15** 分 + 加圧 **2** 分 + 減圧 **30** 分）

ツナ

保存期間
冷蔵：3〜4日　冷凍：3週間

材料（作りやすい分量）
まぐろ（刺身用・サク）…300g
塩…小さじ3/4
こしょう…少々
玉ねぎ…30g
にんにく…1/2かけ

Ⓐ
　水…3/4カップ
　白ワイン…1/4カップ
　タイム…少々
　ローリエ…1枚
　ブラックペッパー（ホール）…5粒

作り方
1　まぐろは塩、こしょうをふり、15分ほどおく。玉ねぎは1.5〜2cm幅に切り、にんにくは薄切りにする。

2　内鍋に玉ねぎ、にんにく、Ⓐを入れ、ペーパータオルで表面を軽く拭いたまぐろを加え、［本体にセット］する。蓋をして 圧力調理▶2分 にセットし、決定キーを押す。

3　スイッチが切れたら蓋を開けて冷まし、濾した煮汁とともに保存容器に入れ、冷蔵保存する。または小分けにして冷凍保存する。

※半量作る場合も、Ⓐの分量は変えずに作ってください。

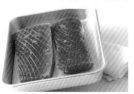

まぐろに塩、こしょうをふったら、バットの下にふきんなどをおいて斜めに傾けながら水分を出します。

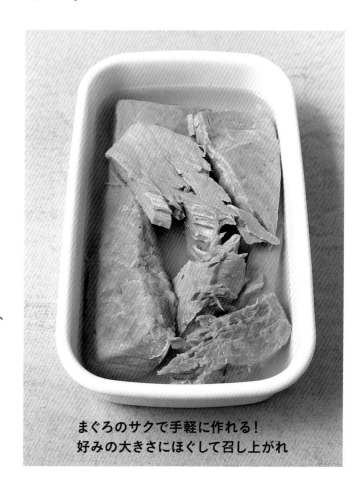

まぐろのサクで手軽に作れる！
好みの大きさにほぐして召し上がれ

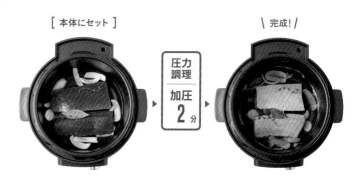

［ 本体にセット ］　　圧力調理/加圧 **2**分　　＼ 完成！／

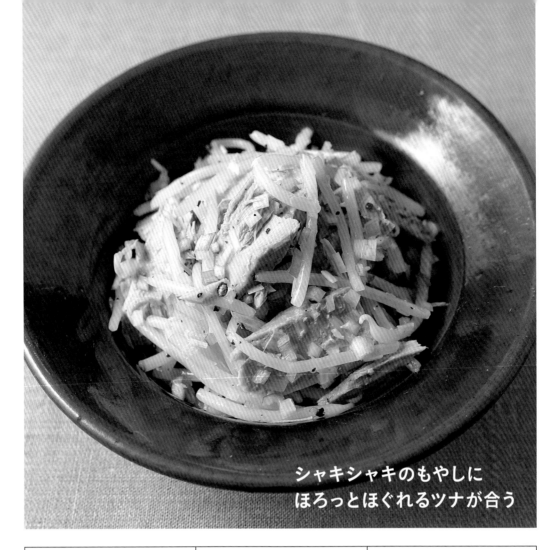

シャキシャキのもやしに
ほろっとほぐれるツナが合う

ツナの食べ方アレンジ ①	糖質	2.5 g	エネルギー	130 kcal

ツナともやしのねぎオイル和え

材料 (2人分)
ツナ (P102)…100g
もやし…100g
長ねぎ…1/4本
塩・粗びき黒こしょう…各少々
ごま油…小さじ1

作り方
1 もやしはゆでて冷まし、長ねぎはみじん切りにする。ツナは粗くほぐす。
2 ボウルにもやし、長ねぎ、塩、粗びき黒こしょう、ごま油を入れて混ぜ、ツナを加えてさっくり和える。

ツナやっこ

材料 (2人分)

ツナ（P102）…80g
梅干し…1/2個
豆腐（好みのものでOK）…1丁
しょうゆ…小さじ1
わさび…少々

作り方

1 ツナはほぐし、梅干しは種を取り除いてたたく。豆腐は食べやすく切って器に盛る。

2 ツナ、梅干し、しょうゆを混ぜ合わせ、1の豆腐にのせ、わさびを添える。

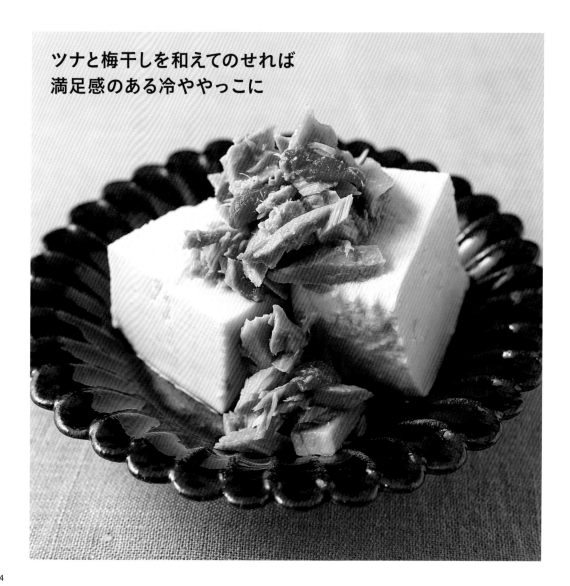

ツナと梅干しを和えてのせれば
満足感のある冷ややっこに

ツナの食べ方アレンジ ③	糖質	2.7 g	エネルギー	207 kcal

ツナとアボカド、水菜のエスニックサラダ

材料（2人分）

ツナ（P102）…100g
アボカド…1/2個
水菜…60g

Ⓐ
赤唐辛子（小口切り）…1/2本分
ナンプラー…小さじ1
レモン汁…小さじ1
オリーブオイル…小さじ2
にんにく（みじん切り）…少々

作り方

1 Ⓐは混ぜ合わせておく。ツナは粗めにほぐす。アボカドは一口大に切り、水菜は3cm幅に切る。

2 ボウルに**1**を入れて和え、器に盛る。

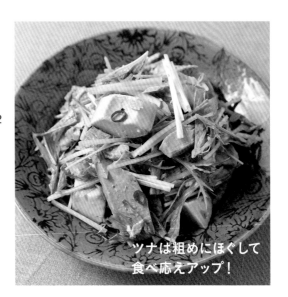

ツナは粗めにほぐして食べ応えアップ！

ツナの食べ方アレンジ ④	糖質	4.3 g	エネルギー	159 kcal

ツナのピリ辛炒め レタス包み

材料（2人分）

ツナ（P102）…100g
ピーマン…1個
たけのこ（水煮）…50g
にんにく（薄切り）…1枚
ごま油…小さじ2
豆板醤…小さじ1/4
しょうゆ…小さじ1
レタス…4〜6枚

作り方

1 ツナは粗めにほぐし、ピーマン、たけのこは角切りにする。にんにくはみじん切りにする。

2 フライパンを熱してごま油をひき、にんにく、たけのこを炒める。ツナ、ピーマンを加えて炒め、豆板醤、しょうゆを加えて炒め合わせる。

3 器に**2**を盛り、レタスに包んで食べる。

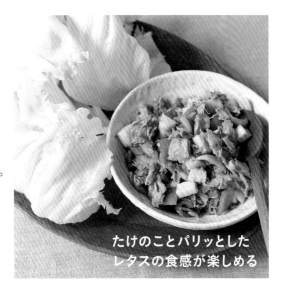

たけのことパリッとしたレタスの食感が楽しめる

全量糖質	**17.4** g	全量エネルギー	**203** kcal	調理時間	**49** 分（昇温 **15** 分 ＋ 加圧 **4** 分 ＋ 減圧 **30** 分）

刻み昆布としらたきのたらこ煮

保存期間

冷蔵：4〜5日　冷凍：NG

材料 (作りやすい分量)

刻み昆布 (乾燥)…30g
しらたき…1袋 (200g)
たらこ…50g
しょうが…1/2かけ
だし汁…1と1/4カップ
みりん…大さじ2
しょうゆ…小さじ2
塩…適宜

作り方

1 刻み昆布は洗い、水に2分ほど浸し、食べやすく切る。しらたきはゆで、短めに切る。しょうがはせん切りにする。

2 内鍋にだし汁、みりん、しょうゆを入れて混ぜ、**1** を加えて [本体にセット] する。蓋をして **圧力調理▶4分** にセットし、決定キーを押す。

3 スイッチが切れたら蓋を開け、**鍋モード▶火力5** にして煮立て、薄皮を取り除いたたらこを加え、混ぜながら煮る。たらこに火が通ったら、たらこの塩加減をみて、塩で味をととのえる。

[本体にセット]

↓

手動
圧力調理
加圧
4 分

↓

手動
鍋モード
火力
❺

↓

\ 完成! /

ヘルシーだけど、昆布とたらこで満足感◎

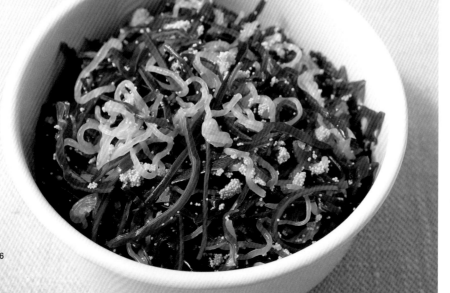

全量 糖質	**35.1** g	全量 エネルギー	**559** kcal	調理時間	**48** 分（昇温 **15** 分＋加圧 **3** 分＋減圧 **30** 分）

切り干し大根と豚肉の炒め煮

保存期間

冷蔵：4〜5日　冷凍：3週間

材料（作りやすい分量）

切り干し大根（乾燥）…50g
豚切り落とし肉…100g
干ししいたけ…2枚
ごま油…小さじ2

Ⓐ ┌ だし汁…1と1/2カップ強
　　│ 酒…大さじ2
　　│ しょうゆ…大さじ1
　　└ 砂糖…大さじ1/2

作り方

1 切り干し大根は2回水を替えながらもみ洗いし、水けを絞る。豚肉は一口大に切る。干ししいたけは切れるくらいのかたさまで水で戻し、薄切りにする。

2 内鍋を［本体にセット］し、鍋モード▶火力5で熱してごま油をひき、豚肉を入れて炒め、切り干し大根、干ししいたけを加えて炒める。スイッチを切り、Ⓐを加えて混ぜ、蓋をして圧力調理▶3分にセットし、決定キーを押す。

3 スイッチが切れたら蓋を開ける。

［ 本体にセット ］

手動
│
鍋
モード
│
火力
❺

↓

↓

手動
│
圧力
調理
│
加圧
3 分

↓

＼ 完成! ／

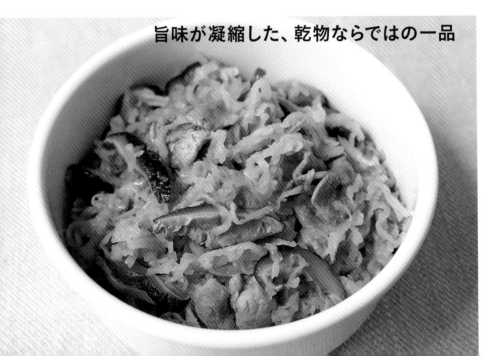

旨味が凝縮した、乾物ならではの一品

全量 糖質	**15.5** g	全量 エネルギー	**370** kcal	調理時間	**48** 分（昇温 **15** 分＋加圧 **3** 分＋減圧 **30** 分）

ひじきとあさり、油揚げのしょうが煮

保存期間

冷蔵：4～5日　冷凍：3週間

材料（作りやすい分量）

ひじき（乾燥）…30g
あさり水煮缶…1缶
油揚げ…1枚
しょうが…1/2かけ
ごま油…小さじ2

Ⓐ
だし汁…1と1/2カップ
酒…大さじ1
砂糖…大さじ1
しょうゆ…小さじ2強

作り方

1　ひじきは水を3回くらい替えながら洗い、水けをきる。油揚げは熱湯をかけ、短冊切りにする。しょうがはみじん切りにする。

2　内鍋を［本体にセット］し、**鍋モード▶火力5**で熱してごま油をひき、しょうがを入れて炒め、ひじき、油揚げを加えて炒める。スイッチを切り、缶汁ごとのあさり、Ⓐを加えて混ぜ、蓋をして**圧力調理▶3分**にセットし、決定キーを押す。

3　スイッチが切れたら蓋を開ける。

［ 本体にセット ］

手動
鍋
モード
火力
❺

手動
圧力
調理
加圧
3分

＼ 完成! ／

あさりの旨味がじゅわ～と広がって美味!

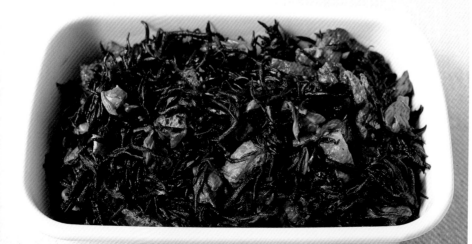

全量 糖質	**21.2** g	全量 エネルギー	**204** kcal	調理時間	**48** 分（昇温 **15** 分＋加圧 **3** 分＋減圧 **30** 分）

じゃことこんにゃくの有馬煮

保存期間

冷蔵：4〜5日　冷凍：NG

材料 (作りやすい分量)

ちりめんじゃこ…40g
こんにゃく…1枚
水…1/2カップ
みりん…大さじ1と1/2
しょうゆ…大さじ1/2
実山椒(塩漬け)…大さじ2

作り方

1 こんにゃくは横半分に切り、薄切りにする。鍋に湯を沸かし、こんにゃくを入れてゆで、ゆで上がりにちりめんじゃこを加え、一緒にざるに上げる。

2 内鍋に、水、みりん、しょうゆを入れて混ぜ、**1**、実山椒を加え、[本体にセット]する。蓋をして**圧力調理▶3分**にセットし、決定キーを押す。

3 スイッチが切れたら蓋を開ける。

[本体にセット]

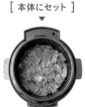

↓

手動
圧力
調理
加圧
3 分

↓

＼完成!／

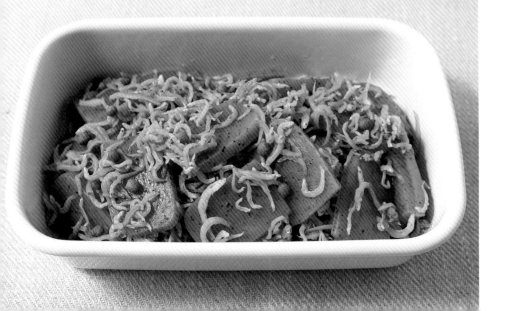

実山椒がピリリときいた、食べ応えのある常備菜

鍋をさらにおいしく食べる！糖質オフのポン酢バリエ

糖質の低い具材を選んでも、タレの糖質は見落としがち。
2種類のポン酢ダレで、おいしくしっかり糖質オフ！

洋風ポン酢

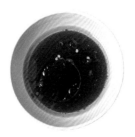

全量
糖質：9.2g　エネルギー：170kcal
材料と作り方（作りやすい分量）
ポン酢しょうゆ1/2カップ、にんにく（すりおろし）1/4
かけ分、赤唐辛子（輪切り）1/2本分、こしょう少々、オ
リーブオイル大さじ1を混ぜ合わせる。

中華風ポン酢

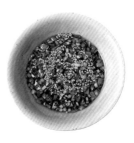

全量
糖質：10.2g　エネルギー：199kcal
材料と作り方（作りやすい分量）
にら1/3束は細かく刻み、ポン酢しょうゆ1/2カップ、
豆板醤小さじ1、にんにく（すりおろし）1/4かけ分、粉
山椒少々、ごま油大さじ1、白炒りごま大さじ1/2と混
ぜ合わせる。

薬味で糖質オフでも大満足！

鍋をさらにおいしく食べられる、低糖質の薬味をご紹介。
お好みの薬味を選べば、楽しみながら満足感のある鍋に！

柚子こしょう

レモンペースト

一味唐辛子

万能ねぎ

香菜（パクチー）

大根おろし

七味唐辛子

すりごま

おろしにんにく

PART 5

たっぷり作って食べたい
糖質オフの鍋 &
〆レシピ

野菜と肉をたっぷり食べられ、
食べごたえのある鍋は糖質オフ中におすすめ。
糖質が高くなりがちな〆の一品も、
満足感がありながらも糖質を抑えているから、
最後まで安心して食べられます。

糖質	**9.7** g	エネルギー	**453** kcal	調理時間	**55** 分（昇温 **15** 分＋加圧 **10** 分＋減圧 **30** 分）

水炊き

材料（4人分）

鶏骨つきブツ切り肉…1kg
米…大さじ1
酒…大さじ3
水…5カップ
水菜…1袋
白菜…5枚
えのきだけ…大1袋
長ねぎ…1本

作り方

1　鶏肉はさっと洗って内鍋に入れ、米、酒、水を加えて［本体にセット］する。蓋をして**圧力調理▶10分**にセットし、決定キーを押す。

2　水菜は4〜5cm幅に切り、白菜はざく切りにする。えのきは根元を切り落としてほぐし、長ねぎは斜めに切る。

3　**1**のスイッチが切れたら蓋を開け、**鍋モード▶火力5**にして**2**を加え、好みの煮え加減に煮る。ポン酢しょうゆやポン酢バリエーション（P110）、好みの薬味といただく。

［ 本体にセット ］

手動
圧力調理
加圧 **10** 分

手動
鍋モード
火力 **5**

＼ 完成！ ／

［ 〆の一品 ］	糖質	**0.4** g	エネルギー	**10** kcal

高野豆腐の卵雑炊

材料（4人分）

高野豆腐…3枚
塩…少々
しょうゆ…小さじ1
卵…2個

作り方

1　高野豆腐は熱湯をかけて戻し、水にとって冷ます。水けを絞り、粗みじん切りにする。

2　鍋に残った汁に**1**を加え、**鍋モード▶火力5**で3〜4分煮、塩、しょうゆで味をととのえる。溶き卵を回し入れる。

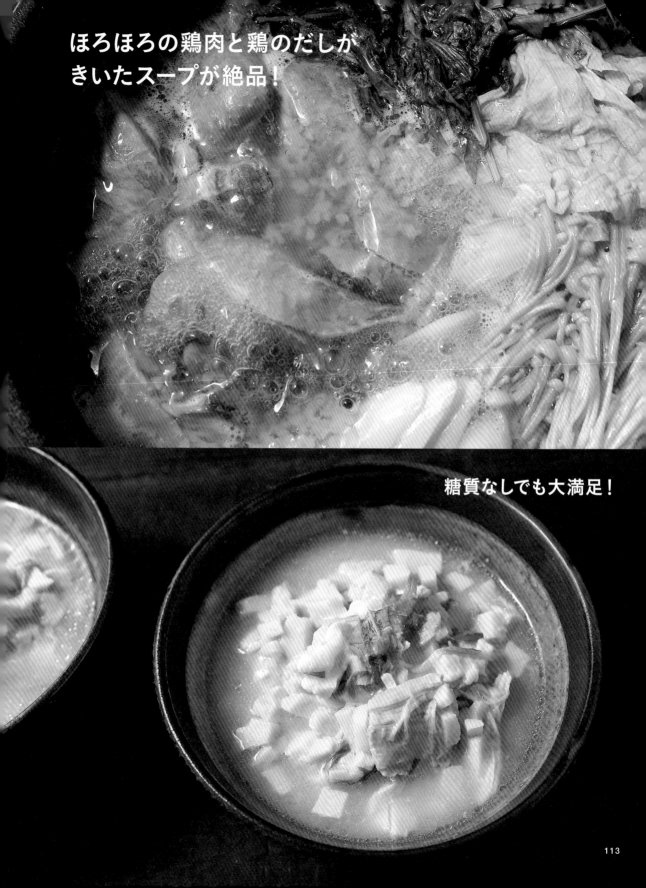

ほろほろの鶏肉と鶏のだしが
きいたスープが絶品！

糖質なしでも大満足！

113

糖質 **10.4**g	エネルギー **472** kcal	調理時間 **49** 分（昇温 **15** 分＋加圧 **4** 分＋減圧 **30** 分）

もつ鍋

材料（4人分）

牛もつ…600g

Ⓐ
だし汁…6カップ
みりん・しょうゆ…各大さじ2
塩…小さじ1

キャベツ…6枚
にら…2束
にんにく…1/2かけ
赤唐辛子…1本

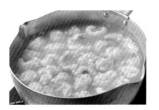

もつはゆでて臭みと余分な脂を取り除きます。ゆで過ぎるとかたくなってしまうので、さっとでOK。

作り方

1　鍋に湯を沸かし、もつを入れて表面が白くなるまで15秒ほどゆで、ざるに上げる。

2　内鍋にⒶを入れて混ぜ、**1**を加えて［本体にセット］する。蓋をして**圧力調理▶4分**にセットし、決定キーを押す。

3　キャベツは大きめにちぎり、にらは4～5cm幅に切る。にんにくは薄切りにし、赤唐辛子は小口切りにする。

4　**2**のスイッチが切れたら蓋を開け、**鍋モード▶火力5**にして**3**を加え、好みの煮え加減に煮る。

[本体にセット]

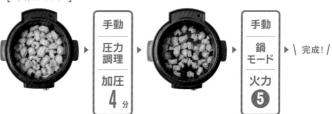

［ 〆の一品 ］	糖質 **29.0**g	エネルギー **154** kcal

もやし麺

材料（4人分）

中華麺…2玉
もやし…2袋

作り方

鍋に残った汁にもやし、別の鍋でゆでた中華麺を加え、**鍋モード▶火力5**で煮る。

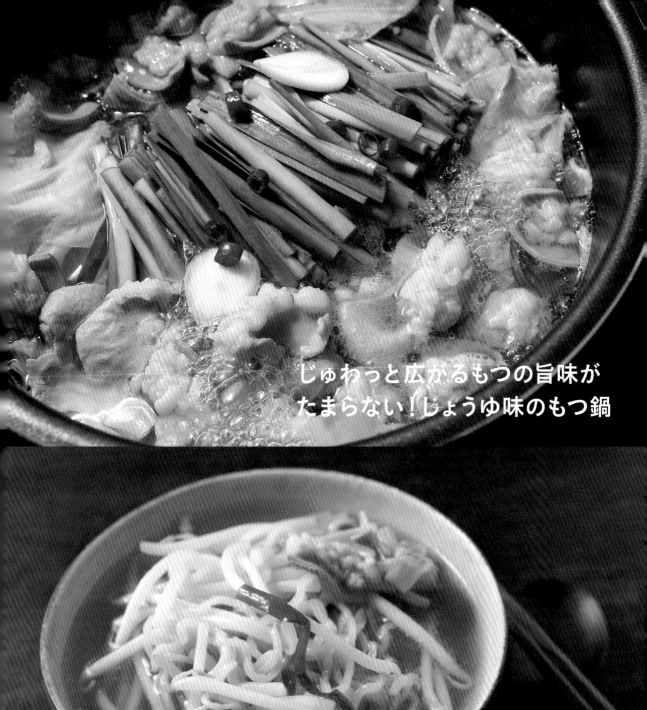

じゅわっと広がるもつの旨味が
たまらない！しょうゆ味のもつ鍋

かさましもやしで糖質オフ！

糖質 **8.6** g	エネルギー **701** kcal	調理時間 **55** 分（昇温 **15** 分 ＋ 加圧 **10** 分 ＋ 減圧 **30** 分）

カムジャタン風鍋

材料（4人分）

スペアリブ…短めのもの1kg

Ⓐ
- にんにく・しょうが
  （各すりおろし）…各1かけ分
- 酒…大さじ2
- 水…4カップ
- コチュジャン…大さじ1
- しょうゆ…大さじ3

粉唐辛子…小さじ2
赤唐辛子…1本
長ねぎの青い部分…10cm
白菜…4枚
大根…300g
春菊…150g
白すりごま…大さじ2
えごまの葉
　…8枚（なければ仕上がりにごま油小さじ2を加える）

作り方

1　内鍋にⒶを入れて混ぜ、スペアリブ、粉唐辛子、赤唐辛子、長ねぎを加えて［本体にセット］する。蓋をして**圧力調理▶10分**にセットし、決定キーを押す。

2　白菜はざく切りにし、大根は大きめの短冊切りにする。春菊は4〜5cm幅に切る。

3　**1**のスイッチが切れたら蓋を開け、**鍋モード▶火力5**にして白菜、大根を加えて煮る。火が通ったら春菊、白すりごま、ちぎったえごまの葉を加え、さっと煮る。

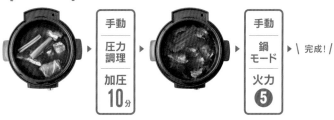

[本体にセット]　手動 圧力調理 加圧 **10**分　▶　手動 鍋モード 火力 ❺　▶　＼ 完成！／

［ 〆の一品 ］	糖質 **1.3** g	エネルギー **84** kcal

おからのピリ辛雑炊風

材料（4人分）

おから…200g
卵…2個
焼きのり…1/2枚

作り方

鍋に残った汁を2カップ弱に減らし、おからを加えて混ぜ、**鍋モード▶火力5**で煮る。溶き卵を回し入れてさっと混ぜ合わせ、器に盛り、もんで細かくした焼きのりをのせる。

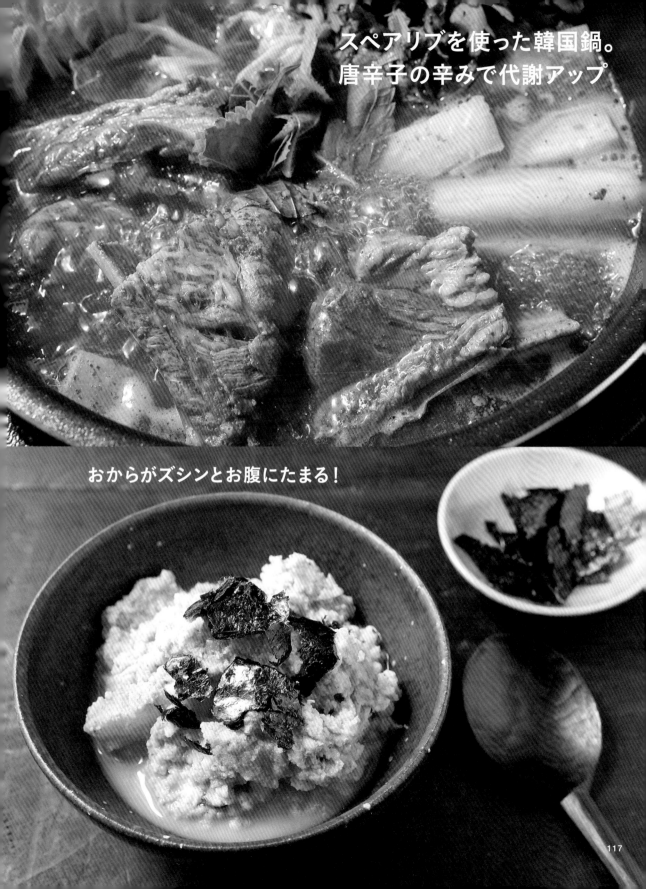

スペアリブを使った韓国鍋。
唐辛子の辛みで代謝アップ

おからがズシンとお腹にたまる！

糖質	**4.4** g	エネルギー	**613** kcal	調理時間	**48** 分（昇温 **15** 分＋加圧 **3** 分＋減圧 **30** 分）

ミルフィーユ鍋

材料 (4人分)
豚バラ薄切り肉…600g
白菜…800g
Ⓐ
　水…2カップ
　酒…大さじ3
　塩…小さじ2弱
しょうが…1かけ
ごま油…大さじ1

作り方
1　白菜と豚肉を交互に重ね、5〜6cm長さに切って内鍋に入れる。混ぜ合わせたⒶを回しかけ、薄切りにしたしょうがを散らし、ごま油を加える。
2　**1**を［本体にセット］する。蓋をして**圧力調理▶3分**にセットし、決定キーを押す。
3　スイッチが切れたら蓋を開ける。

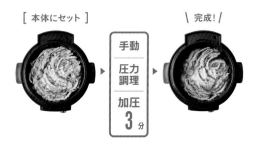

［ 本体にセット ］　　手動 圧力調理 加圧 **3** 分　　\ 完成! /

［ 〆の一品 ］	糖質	**3.3** g	エネルギー	**71** kcal

ごま豆乳しらたき

材料 (4人分)
しらたき…2袋
無調整豆乳…2カップ
白すりごま…大さじ2

作り方
1　しらたきはゆで、食べやすく切る。
2　鍋に残った汁を**鍋モード▶火力5**で煮立て、**1**を加える。煮立ったら豆乳、白すりごまを加え、ひと煮立ちさせる。

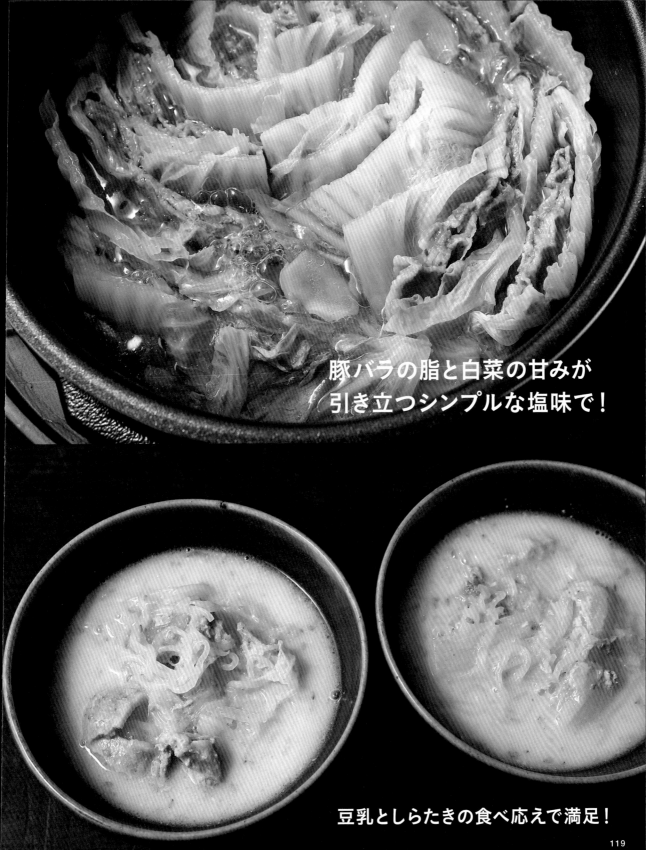

豚バラの脂と白菜の甘みが
引き立つシンプルな塩味で！

豆乳としらたきの食べ応えで満足！

糖質オフの基本

糖質オフダイエットは、定番になりつつありますが、もう一度、理論の
おさらいを。理論がわかれば、あとは実行あるのみです。

**ごはんやパン、麺類などの主食やいも、かぼちゃ、甘いものを避けて
糖質の低い食材を食べるだけ！**

糖質は摂取すると体内ですぐにブドウ糖に分解され、エネルギー源として使われます。ただし、糖質をとり過ぎてしまうと、余分なブドウ糖は、やがて脂肪として体内に蓄えられることに。ごはんやパンなどの主食やいも類、かぼちゃ、甘いものなど糖質の高い食材を避け、低糖質の食材を使った料理に切り替えれば、血糖値の上昇を抑え、インスリンも分泌されないので、ブドウ糖が体内に脂肪として蓄えられることもなくなります。その結果、体内にブドウ糖が不足するため、脂肪を分解してエネルギー源にすることで、やせられるというわけです。

［ 太る仕組み ］	［ やせる仕組み ］
糖質の多い食事をとる	糖質の少ない食事をとる
▼	▼
血中のブドウ糖の濃度が高くなる	血中のブドウ糖濃度が低くなる
▼	▼
インスリン（肥満ホルモン）が分泌される	インスリン（肥満ホルモン）が分泌されない
▼	▼
血中のブドウ糖が筋肉や肝臓に送られる	体内にブドウ糖が不足する
▼	▼
余分なブドウ糖が血中に残る	肝臓で糖新生が行われる
▼	▼
脂肪として蓄えられる	ブドウ糖を作り出す作業の エネルギー源として脂肪が燃やされる
▼	▼
太る！	**やせる！**

低糖質の食材と調味料を賢く選んで調理するだけ！

糖質の少ない食材

- 牛肉、豚肉、鶏肉などの肉類
- ソーセージやハムなどの肉加工品
- 魚介類
- ツナなど魚の水煮、油漬け缶詰
- 卵
- 豆腐、無調製豆乳などの大豆製品
- 野菜（玉ねぎ、ごぼうは量に注意）
- 豆類、ごま、くるみなどの種実類
- きのこ類
- 海藻（ただし昆布は大量に食べない）
- 油脂類
- こんにゃく
- アボカド

できれば避けたい！糖質の多い食材

- 肉や魚介の味つけ缶詰
- かまぼこなどの練りもの
- 牛乳
- 小豆、いんげん豆、調製豆乳
  （炒った大豆、きな粉は量に注意）
- かぼちゃ、くわい、そら豆
- とうもろこし、ゆりね、れんこん、にんじん
- きのこや海藻の佃煮
- 米、小麦、そば、コーンフレーク、ビーフン
- いも類、片栗粉、春雨、マロニー
- 果物（甘みが少ないものなら量に注意すればOK）
- ドライフルーツ、ジャム、フルーツジュースなど
- 甘い菓子、スナック菓子、米菓子、清涼飲料水

糖質の少ない調味料

- しょうゆ
- 塩
- みそ（白みそ以外）
- 酢
- マヨネーズ
- 香辛料

できれば避けたい！糖質の多い調味料

- ウスターソース
- とんかつソース
- 甘みそ（白みそ）
- コンソメ、顆粒風味調味料
- 酒かす
- オイスターソース
- ケチャップ
- チリソース
- カレーなどのルウ
- 焼き肉のタレ
- ポン酢しょうゆ
- 砂糖
- はちみつ
- みりん

野菜・フルーツのこと

カロリー制限の観点から言えば、野菜やフルーツはたくさんとっても大丈夫、と思うかもしれませんが、意外と糖質が多いものもあるので注意しましょう。野菜ならほうれん草や小松菜などの葉野菜、もやし、ズッキーニなどが低糖質。にんじんやかぼちゃ、れんこん、ごぼう、とうもろこしなどは糖質が高いので避けましょう。フルーツなら、アボカドやレモンは低糖質なのでおすすめです。

アルコールのこと

ビールや発泡酒、日本酒、紹興酒、梅酒などの醸造酒は糖質が多いので要注意！　カクテルや酎ハイなどの甘いお酒もNGです。糖質ゼロビールや2年以上醸造させた辛口赤、白ワインなら安心です。他には、蒸留酒のウイスキーや焼酎を。ロックや水割り、炭酸水など糖質を含まない飲み物で割りましょう。ただし、どちらにしても飲み過ぎはおつまみの食べ過ぎにつながるので注意が必要です。

電気圧力鍋の基本の使い方

本書ではアイリスオーヤマの電気圧力鍋を使用してレシピを紹介しています。まずは、使い方の流れとポイントをしっかりと押さえて。手動メニューの設定方法を見てみましょう。

\ 使う前にココはチェック! /

- ☑ パッキン
- ☑ 圧力表示ピン
- ☑ 圧力表示ピン キャップ
- ☑ 調圧弁キャップ
- ☑ おもり

が確実に取りつけてあることを確認しましょう。

1 材料の下ごしらえをして内鍋に入れる

作りたいメニューのレシピを見ながら、材料を切り、下ごしらえをしてから、調味料と一緒に内鍋に入れます。

2 内鍋をセットして蓋を閉める

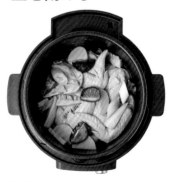

内鍋を本体にセットしたら、蓋を閉めます。蓋は、▼マークを本体のマークに合わせておき、蓋の取っ手を持って止まるまで左に回します。

3 手動メニューを選び、圧力調理に設定する

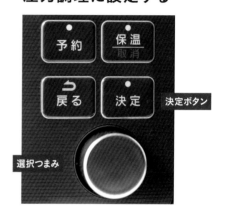

選択つまみ　決定ボタン

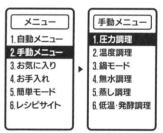

メニュー	手動メニュー
1. 自動メニュー	1. 圧力調理
2. 手動メニュー	2. 温度調理
3. お気に入り	3. 鍋モード
4. お手入れ	4. 無水調理
5. 簡単モード	5. 蒸し調理
6. レシピサイト	6. 低温・発酵調理

選択つまみを回して、手動メニューを選び、決定ボタンを押します（手動メニューが表示されます）。

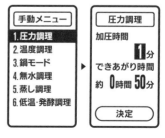

手動メニュー	圧力調理
1. 圧力調理	加圧時間 **1**分
2. 温度調理	できあがり時間
3. 鍋モード	約 **0**時間**50**分
4. 無水調理	
5. 蒸し調理	
6. 低温・発酵調理	決定

圧力調理を選び、決定ボタンを押します（圧力調理画面が表示されます）。

4 加圧時間を設定して、決定ボタンを押す

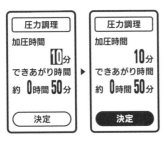

加圧時間を選択つまみを回して設定します。1〜120分の間で、下記の単位で設定します。設定したら、決定キーを押します。

1分〜10分	1分単位
10分〜30分	5分単位
30分〜60分	10分単位
30分〜120分	30分単位

5 おもりのレバーを密封側にする

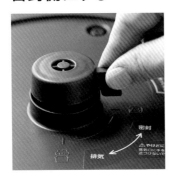

表示画面にしたがって、おもりのレバーを密封側にします。この工程を忘れずに。

＊圧力をかけない調理のときは、おもりのレバーを排気に合わせてください。

6 決定ボタンを押し、調理スタート！

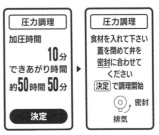

決定ボタンを押します。調理がスタートして、表示画面に残り時間が表示されます。

7 できあがったら、蓋をはずす

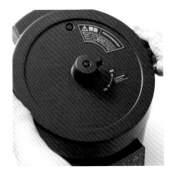

蓋を開けるときは、蒸気が勢いよく出てくるので火傷に注意しましょう。蓋を開けたら、向こう側に蓋をずらすと、蒸気をうまく逃がすことができます。

> [MEMO] 温度調理するときは？
>
> 圧力調理と同様に 1〜2 をし、手動メニューから、温度調理を選び、決定ボタンを押します。そのあとは、選択つまみを回して、調理温度を設定し、決定ボタンを押します。そのあとは調理時間を設定しましょう。

メーカー別電気圧力鍋の特徴＆使い方比較表

メーカー・機種名	使う前のチェックポイント
アイリスオーヤマ 電気圧力鍋 4.0L KPC-MA4-B 容量／4.0L 消費電力／1,000W 圧力／70kPa 	☑ パッキン ☑ 圧力表示ピン ☑ 圧力表示ピン キャップ ☑ 調圧弁キャップ ☑ おもり に水分、汚れ、詰まりがないかチェック
パナソニック 電気圧力なべ SR-MP300 容量／3.0L 消費電力／700W 圧力／70kPa 	☑ ノズルキャップ ☑ ノズル ☑ 圧力表示ピン ☑ おもり に水分、汚れ、詰まりがないかチェック
ティファール クックフォーミー エクスプレス CY8521JP 容量／6.0L 消費電力／1200W 圧力／70kPa 	☑ パッキング ☑ ノズル ☑ 安全バルブ ☑ 検圧ロッド に水分、汚れ、詰まりがないかチェック
ショップジャパン クッキングプロ V2（3.2） 容量／3.2L 消費電力／700W 圧力／80kPa 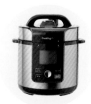	☑ 排気ノズル ☑ 圧力バルブ ☑ 圧力表示ピン ☑ パッキン に水分、汚れ、詰まりがないかチェック

本書では、アイリスオーヤマの「電気圧力鍋4.0L KPC-MA4-B」を使用していますが、
他のメーカーの電気圧力鍋でも作れます。
代表的なメーカーの電気圧力鍋について特徴と使い方を一覧にしましたので、参考にしてください。

設定方法（圧力調理）　　設定方法（炒める・煮詰める）

設定方法（圧力調理）	設定方法（炒める・煮詰める）
1 手動メニューを選ぶ **2** 圧力調理を選ぶ **3** 加圧時間を設定する **4** おもりのレバーを密封側にする **5** 決定ボタンを押す ▶ [調理スタート！]	**1** 手動メニューを選ぶ **2** 鍋モードを選ぶ **3** 火力5に設定する ▶ [調理スタート！]
1 おもりのつまみを密閉に合わせる **2** 手動調理ボタンを押して、圧力調理を選ぶ **3** 時間を設定する **4** 調理スタートボタンを押す ▶ [調理スタート！]	**1** 手動調理ボタンを押して、煮込みを選ぶ **2** 時間を設定する **3** 調理スタートボタンを押す ▶ [調理スタート！]
1 蓋を閉め、ロックする **2** マニュアル調理を選ぶ **3** 圧力調理を選ぶ **4** 調理時間を設定する **5** 「すぐにスタート」または「予約設定」を選ぶ **6** OKボタンを押す ▶ [調理スタート！]	**1** マニュアル調理を選ぶ **2** 通常調理を選ぶ **3** 調理方法：強火（160℃）を選ぶ ▶ [調理スタート！]
1 蓋を閉め、排気ボタンを「圧力」に設定する **2** 手動調理を選ぶ **3** 圧力調理を選ぶ **4** 低圧/高圧、圧力調理時間を設定する **5** 決定ボタンを押す ▶ [調理スタート！]	**1** 手動調理を選ぶ **2** 「炒め」もしくは「煮込み」を選ぶ **3** 調理時間を設定する **4** 決定ボタンを押す ▶ [調理スタート！]

食材別さくいん

[肉類・肉加工品]

■ 牛肉
ビーフシチュー…034
ボルシチ風スープ…074
牛すじ…094
コンビーフ…98
もつ鍋…114

■ 鶏肉
チキンシチュー…014
鶏肉のワインビネガー煮…016
手羽先とたけのこ、干ししいたけの中華煮…018
チキンカレー…020
鶏肉のソーセージ風…022
砂肝のスパイシーオイル蒸し…024
ごろごろけんちん汁…076
手羽中と冬瓜のエスニック風煮…086
水炊き…112

■ 豚肉
チャーシュー…026
ポットロースト…028
豚の角煮…030
スペアリブの黒ビール煮…032
塩豚…090
切り干し大根と豚肉の炒め煮…107
カムジャタン風鍋…116
ミルフィーユ鍋…118

■ ひき肉
鶏肉のソーセージ風…022
煮込みハンバーグ…036
ピーマンの肉詰め煮…038
ドルマ風ピーマンの肉詰め…039
チリコンカン…040
獅子頭…042
キャベツ焼売…044
マーボー大根…078

■ 肉加工品
ポトフ…072
白菜のクリーム煮…080

[魚介類・海藻類・魚介加工品]

■ あさり・あさり缶
あじのアクアパッツァ…056
ひじきとあさり、油揚げのしょうが煮…108

■ あじ
あじのアクアパッツァ…056
あじのピリ辛ザーサイしょうゆ煮…058

■ いか
いかのけんちん詰め煮…064

■ いわし
いわしの梅茶煮…060
いわしのレモンオイル煮…062

■ 桜えび
大根のねぎ塩煮…082

■ さば
さばのみそ煮…048
さばのトマト煮…050
さばのエスニック風煮…051

■ たこ
たこのやわらか煮…066

■ たらこ
刻み昆布としらたきのたらこ煮…106

■ ちりめんじゃこ
じゃことこんにゃくの有馬煮…109

■ ぶり
ぶり大根…052
ぶりのスープカレー…054

■ ほたて
白菜と蒸しほたての煮物…083

■ まぐろ
ツナ…102

[海藻類]

■ 刻み昆布
刻み昆布としらたきのたらこ煮…106

■ ひじき
ひじきとあさり、油揚げのしょうが煮…108

■ 焼きのり
おからのピリ辛雑炊風…116

[野菜]

■ 青じそ
なすの丸煮…084

■ えごまの葉
カムジャタン風鍋…116

■ かぶ
塩豚とかぶのからし酢和え…093

■ カリフラワー
チキンシチュー…014

■ キャベツ
キャベツ焼売…044
ボルシチ風スープ…074
コンビーフスープ…099
もつ鍋…114

■ 香菜
砂肝のスパイシーオイル蒸し…024
あじのピリ辛ザーサイしょうゆ煮…058
エスニックダレ…068

■ ごぼう
さばのみそ煮…048
ごろごろけんちん汁…076
牛すじ煮込み…096

■ 小松菜
ぶりのスープカレー…054

■ しし唐辛子
チキンカレー…020

■ 春菊
カムジャタン風鍋…116

■ ズッキーニ
ラタトゥイユ…070
塩豚とズッキーニのレモン炒め…092

■ セロリ
ビーフシチュー…034
チリコンカン…040
さばのトマト煮…050
ラタトゥイユ…070
ポトフ…072
ボルシチ風スープ…074
コンビーフとセロリのきんぴら…101

■ 大根・切り干し大根
ぶり大根…052
ポトフ…072
ごろごろけんちん汁…076
マーボー大根…078
大根のねぎ塩煮…082
牛すじおでん…095
切り干し大根と豚肉の炒め煮…107
カムジャタン風鍋…0116

■ たけのこ
手羽先とたけのこ、干ししいたけの中華煮…018
獅子頭…042
ツナのピリ辛炒め レタス包み…105

■ 玉ねぎ・紫玉ねぎ・ペコロス
チキンシチュー…014
鶏肉のワインビネガー煮…016
チキンカレー…020
ポットロースト…028
スペアリブの黒ビール煮…032
ビーフシチュー…034
煮込みハンバーグ…036
ドルマ風ピーマンの肉詰め…039
チリコンカン…040
キャベツ焼売…044
さばのエスニック風煮…051
ぶりのスープカレー…054
アボカドタルタル…068
ラタトゥイユ…070
ポトフ…072
ボルシチ風スープ…074
コンビーフ…098
コンビーフと紫玉ねぎの粒マスタード和え…100
ツナ…102

■ チンゲン菜
豚の角煮…030

■ 冬瓜
手羽中と冬瓜のエスニック風煮…086

■ 豆苗
さばのエスニック風煮…051

■ トマト・トマト加工品
鶏肉のワインビネガー煮…016
チキンカレー…020
ビーフシチュー…034
煮込みハンバーグ…036
チリコンカン…040
さばのトマト煮…050
ぶりのスープカレー…054
あじのアクアパッツァ…056
ラタトゥイユ…070
ボルシチ風スープ…074

■ 長ねぎ・万能ねぎ
手羽先とたけのこ、干ししいたけの中華煮 … 018
ピーマンの肉詰め煮 … 038
あじのピリ辛ザーサイしょうゆ煮 … 058
いかのけんちん詰め煮 … 064
ごろごろけんちん汁 … 076
マーボー大根 … 078
大根のねぎ塩煮 … 082
牛すじと万能ねぎの四川中華和え … 097
ツナともやしのねぎオイル和え … 103
水炊き … 112
■ なす
ラタトゥイユ … 070
なすの丸煮 … 084
■ にら
マーボー大根 … 078
中華風ポン酢 … 110
もつ鍋 … 114
■ にんじん
ポトフ … 072
ボルシチ風スープ … 074
ごろごろけんちん汁 … 076
■ 白菜
獅子頭 … 042
ポトフ … 072
白菜のクリーム煮 … 080
白菜と蒸しほたての煮物 … 083
水炊き … 112
カムジャタン風鍋 … 116
ミルフィーユ鍋 … 118
■ パプリカ・ピーマン
鶏肉のソーセージ風 … 022
ピーマンの肉詰め煮 … 038
ドルマ風ピーマンの肉詰め … 039
ラタトゥイユ … 070
ツナのピリ辛炒め レタス包み … 105
■ ブロッコリー
ビーフシチュー … 034
コンビーフスープ … 099
■ ベビーリーフ
鶏肉のソーセージ風 … 022
■ 水菜
塩豚のごまダレサラダ … 093
和風ユッケ … 101
ツナとアボカド、
水菜のエスニックサラダ … 105
水炊き … 112
■ みょうが
なすの丸煮 … 084
■ もやし
牛すじスープ … 097
ツナともやしのねぎオイル和え … 103
もやし麺 … 114
■ ルッコラ
あじのアクアパッツァ … 056
■ レタス
塩豚のごまダレサラダ … 093
ツナのピリ辛炒め レタス包み … 105

[きのこ類]
■ えのきだけ
いかのけんちん詰め煮 … 064
水炊き … 112
■ エリンギ
煮込みハンバーグ … 036
さばのトマト煮 … 050
■ しいたけ・干ししいたけ
手羽先とたけのこ、干ししいたけの中華煮 … 018
ピーマンの肉詰め煮 … 038
獅子頭 … 042
キャベツ焼売 … 044
ごろごろけんちん汁 … 076
切り干し大根と豚肉の炒め煮 … 107
■ しめじ
煮込みハンバーグ … 036
ぶりのスープカレー … 054
■ まいたけ
ビーフシチュー … 034
きのこしょうゆソース … 088
■ マッシュルーム
チキンシチュー … 014

[卵]
チキンシチュー … 014
鶏肉のソーセージ風 … 022
豚の角煮 … 030
煮込みハンバーグ … 036
ピーマンの肉詰め煮 … 038
ドルマ風ピーマンの肉詰め … 039
獅子頭 … 042
いかのけんちん詰め煮 … 064
和風ユッケ … 101
高野豆腐の卵雑炊 … 112
おからのピリ辛雑炊風 … 116

[こんにゃく・しらたき]
ごろごろけんちん汁 … 076
牛すじ煮込み … 096
刻み昆布としらたきのたらこ煮 … 106
じゃことこんにゃくの有馬煮 … 109
ごま豆乳しらたき … 118

[乳製品]
■ チーズ
鶏肉のソーセージ風 … 022
煮込みハンバーグ … 036
バジルソース … 088
■ 生クリーム
チキンシチュー … 014
チキンカレー … 020
白菜のクリーム煮 … 080
■ ヨーグルト
ドルマ風ピーマンの肉詰め … 039
ボルシチ風スープ … 074

[豆類・豆加工品]
■ 油揚げ
きのこしょうゆソース … 088
ひじきとあさり、油揚げのしょうが煮 … 108
■ おから
おからのピリ辛雑炊風 … 116
■ 高野豆腐
高野豆腐の卵雑炊 … 112
■ 大豆
チリコンカン … 040
たこのやわらか煮 … 066
■ 豆乳
アボカドタルタル … 068
ごま豆乳しらたき … 0118
■ 豆腐
いかのけんちん詰め煮 … 064
ごろごろけんちん汁 … 076
ツナやっこ … 104

[果実類・果実加工品]
■ アボカド
アボカドタルタル … 068
ツナとアボカド、
水菜のエスニックサラダ … 105
■ オリーブ
鶏肉のワインビネガー煮 … 016
鶏肉のソーセージ風 … 022
■ レモン
さばのエスニック風煮 … 051
いわしのレモンオイル煮 … 062
塩豚とズッキーニのレモン炒め … 092

[種実類]
■ アーモンド・アーモンドミルク
チキンカレー … 020
■ ミックスナッツ
ドルマ風ピーマンの肉詰め … 039
塩豚の葉っぱ包み … 091

[ハーブ類]
■ バジル
ラタトゥイユ … 070
バジルソース … 088
■ ディル
いわしのレモンオイル煮 … 062

[漬け物類]
■ 梅干し
いわしの梅茶煮 … 060
梅みそダレ … 088
ツナやっこ … 104
■ ザーサイ
あじのピリ辛ザーサイしょうゆ煮 … 058

[その他]
■ 中華麺
もやし麺 … 114

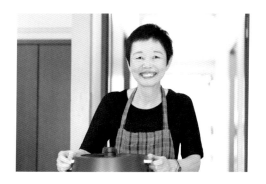

レシピ作成・調理

いわさきけいこ
岩﨑啓子

管理栄養士・料理研究家。聖徳栄養短期大学卒業後、同大学研究室助手、料理研究家アシスタント、保健所の栄養指導などを経て料理研究家として独立。栄養バランスを考え、塩分やエネルギーが控えめでもおいしく、ヘルシーで、実践的なレシピに定評がある。『健康!若返る!糖質オフの蒸し料理レシピ』（栗原毅監修、河出書房新社）、『100歳まで元気!おいしく健康300レシピ』（主婦の友社）、『体にいい!栄養バランス満点のおいしい献立 体に必要な栄養と食品を知って、賢く食べましょう』（学研プラス）など著書多数。

STAFF

撮影	松島均
スタイリング	吉岡彰子
デザイン	中村圭介
	伊藤永祐
	平田賞（ナカムラグラフ）
調理アシスタント	上田浩子　近藤浩美
栄養計算	松本美子
編集協力／執筆協力	丸山みき（SORA企画）
編集アシスタント	岩本明子（SORA企画）
編集担当	山路和彦（ナツメ出版企画）

ほったらかしでもごちそうが完成！
かんせい
とうしつ　　　　でんきあつりょくなべ
糖質オフの電気圧力鍋レシピ

2021年11月5日　初版発行

著　者	いわさきけいこ　岩﨑啓子 ⓒIwasaki Keiko,2021
発行者	田村正隆
発行所	株式会社ナツメ社
	東京都千代田区神田神保町1-52ナツメ社ビル1F（〒101-0051）
	電話 03（3291）1257（代表）
	FAX 03（3291）5761
	振替 00130-1-58661
制作	ナツメ出版企画株式会社
	東京都千代田区神田神保町1-52ナツメ社ビル3F（〒101-0051）
	電話 03（3295）3921（代表）
印刷所	図書印刷株式会社

ISBN978-4-8163-7096-0　Printed in Japan

電気圧力鍋協力

「アイリスオーヤマ 電気圧力鍋4.0L KPC-MA4-B」
アイリスオーヤマ株式会社
〒980-8510　宮城県仙台市青葉区五橋2-12-1
TEL 0120-311-564（アイリスコール）
https://www.irisohyama.co.jp

取材協力

「パナソニック 電気圧力なべ SR-MP300」
パナソニック株式会社
〒571-8501　大阪府門真市大字門真1006番地
TEL 0120-878-694（調理商品 ご相談窓口）
https://panasonic.jp

「ティファール クックフォーミー エクスプレス CY8521JP」
株式会社グループセブ ジャパン
〒107-0062　東京都港区南青山1丁目1番1号 新青山ビル東館4階
TEL 0570-077-772（お客様相談センター）
https://www.t-fal.co.jp

「ショップジャパン クッキングプロ V2（3.2）」
株式会社オークローンマーケティング
〒461-0005　愛知県名古屋市東区東桜1-13-3　NHK名古屋放送センタービル14F
TEL 0120-549-096（ショップジャパン受付センター）
https://www.shopjapan.co.jp

本書に関するお問い合わせは、書名・発行日・該当ページを明記の上、下記のいずれかの方法にてお送りください。電話でのお問い合わせはお受けしておりません。
● ナツメ社webサイトの問い合わせフォーム
● https://www.natsume.co.jp/contact
● FAX（03-3291-1305）
● 郵送（左記、ナツメ出版企画株式会社宛て）

なお、回答までに日にちをいただく場合があります。正誤のお問い合わせ以外の書籍内容に関する解説・個別の相談は行っておりません。あらかじめご了承ください。

ナツメ社Webサイト
https://www.natsume.co.jp
書籍の最新情報（正誤情報を含む）はナツメ社Webサイトをご覧ください。